大展好書　好書大展

品嘗好書　冠群可期

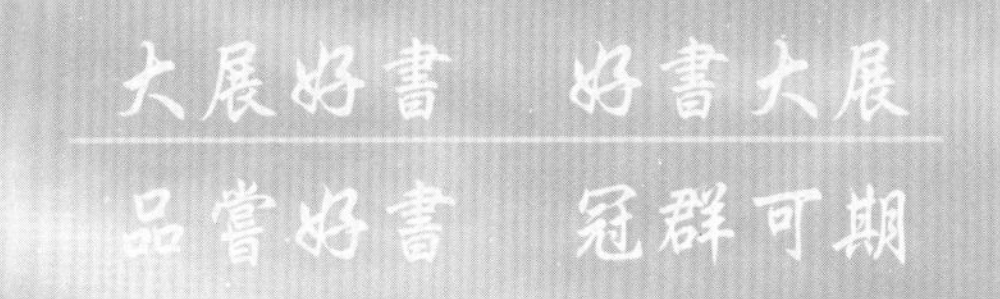
大展好書　好書大展
品嘗好書　冠群可期

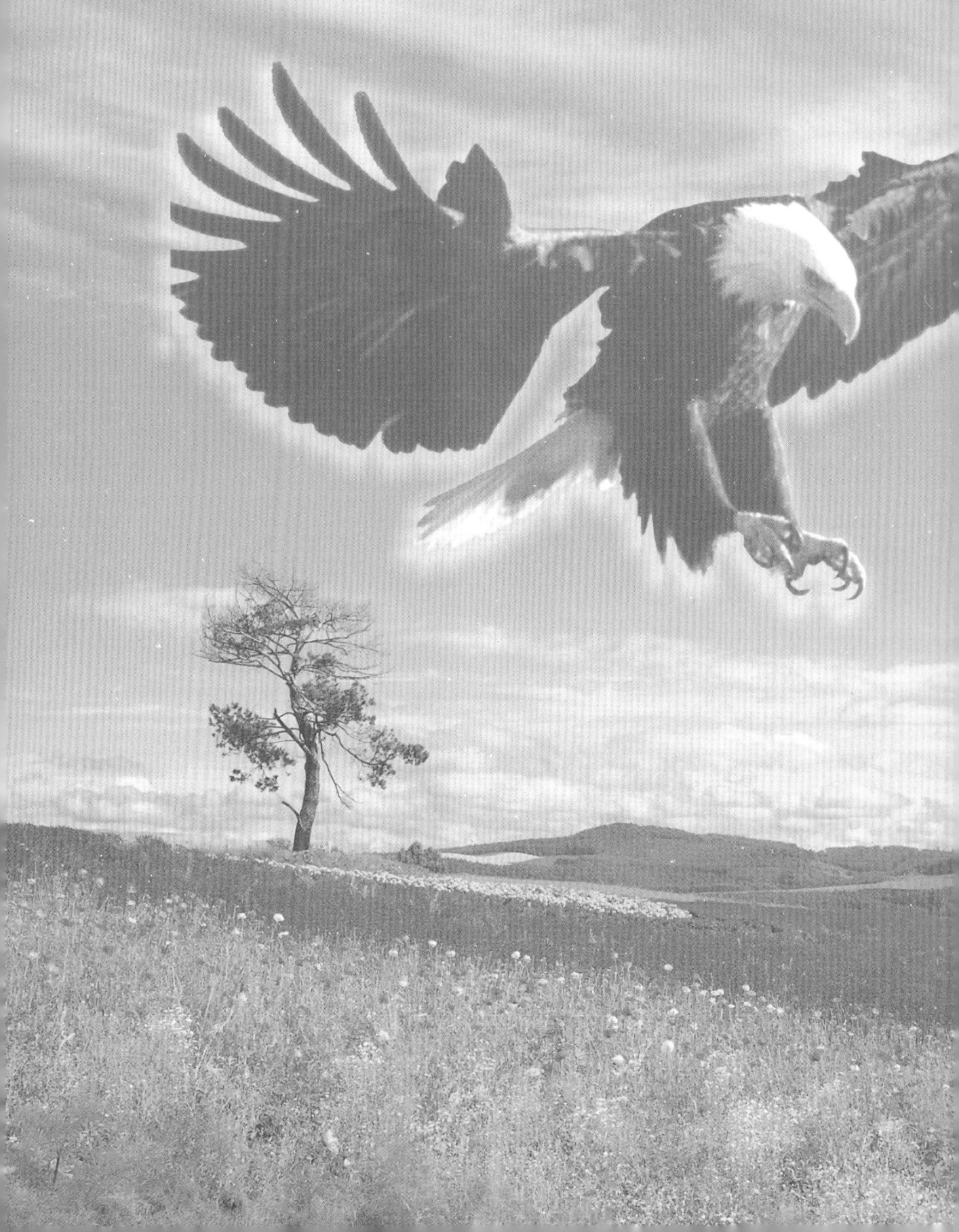

元氣系列15

蘆薈健康法

李辰 主編

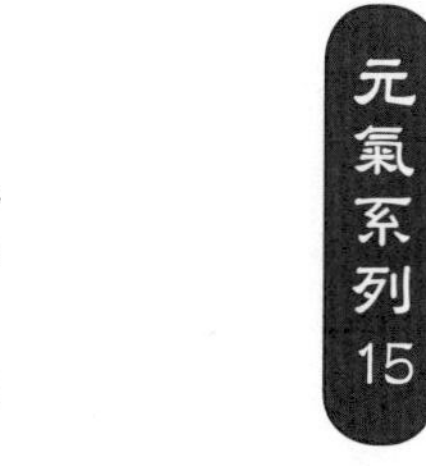

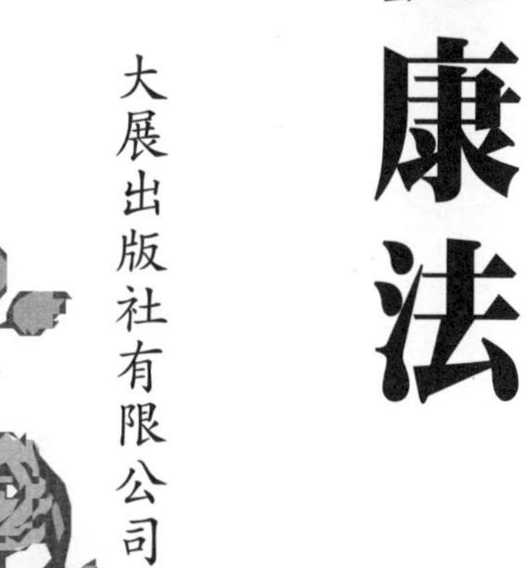

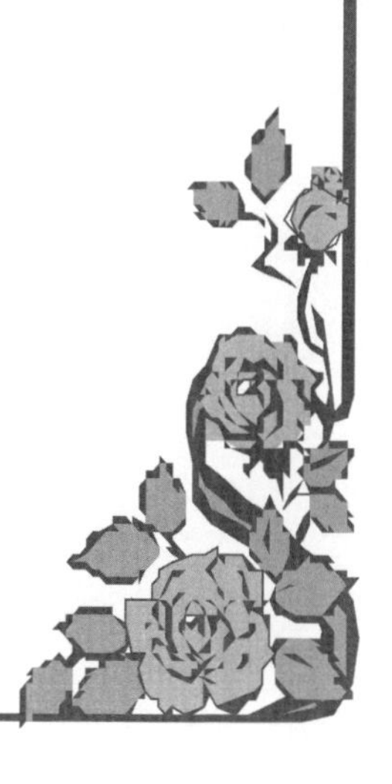

大展出版社有限公司

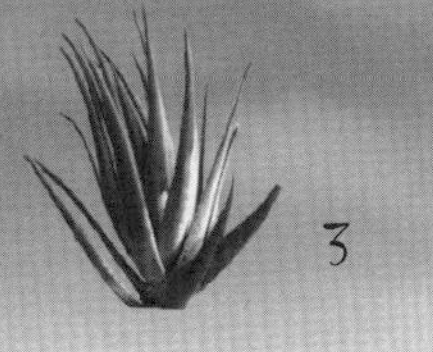

前言

蘆薈又稱奴薈、訥薈，因其味苦如膽，俗稱為象膽。

《本草綱目》謂：氣味苦、寒，無毒。主治熱風煩悶，胸膈間熱氣，明目鎮心，小兒癲癇驚風，療五疳，殺三蟲及痔病瘡瘻，解巴豆毒。主小兒諸疳熱。吹鼻，殺腦疳，除鼻癢。研末，治濕癬出黃汁。

古代的埃及與歐洲，蘆薈很廣泛的提供為藥用。到了唐朝，蘆薈經由絲路東傳到中國。除了食用以外，還能夠用來觀賞的蘆薈，廣泛的被當成中藥裡面的一味。

愛好蘆薈者為數眾多，我們也經常聽到蘆薈治癒各種疾病及外傷的例子，內服或外用蘆薈一段時間以後，身心趨向健康，肌膚也變成潔白，因效果顯著，被譽為天然的萬能妙藥。

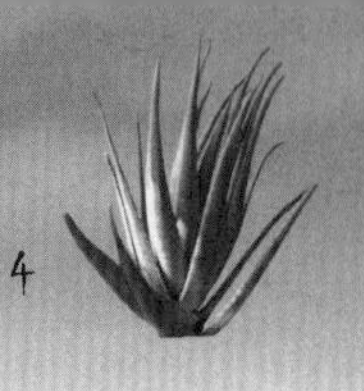

蘆薈以民間藥的姿態，經歷漫長而紮實的體驗，取得專家所證明的研究成果，蔚成今日的旋風。蘆薈的魅力與化學治療劑不同，最大的特徵是它不會製造耐性菌。蘆薈已經懇切的告訴我們，不回到自然，就無法跳脫藥品公害的魔掌。

本書內容包括蘆薈的效能、健康、用法、製品、栽培法，希望各位擁有本書後，能以極近自然的狀態增進健康。

5　前言

目錄

第一章　蘆薈何以被重視

第二章 使用蘆薈有藥效的疾病

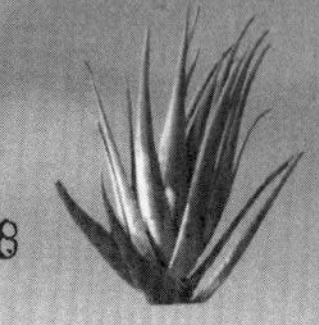

第三章　蘆薈使妳變成健康美女

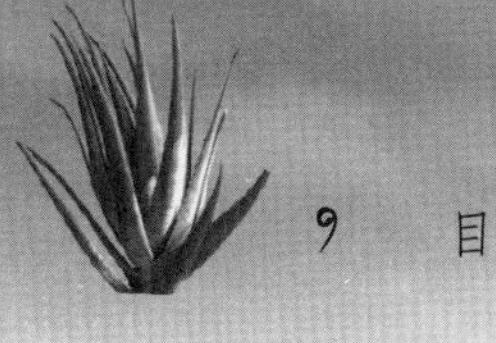

第四章 蘆薈製品、烹調品

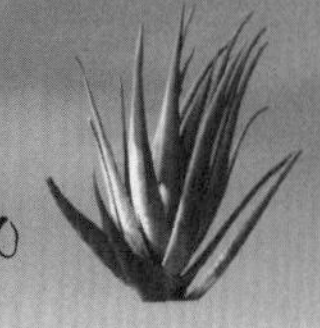

第五章　蘆薈栽培訣竅

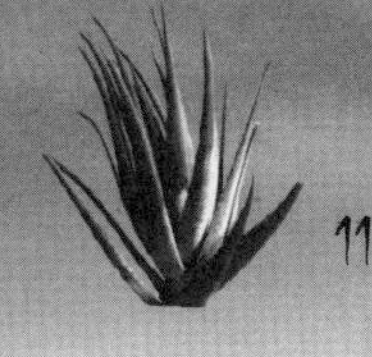

第一章

蘆薈何以被重視

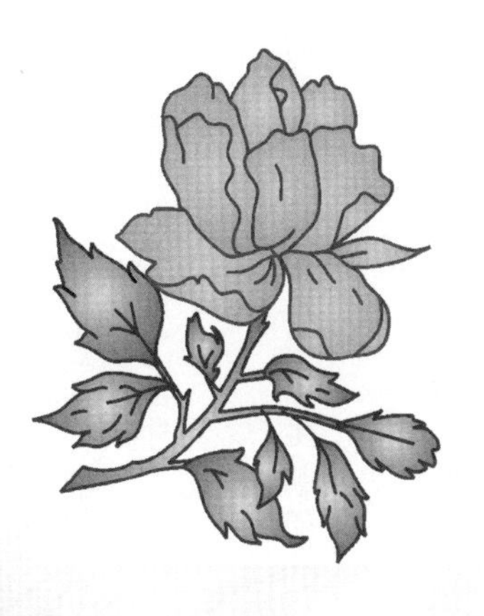

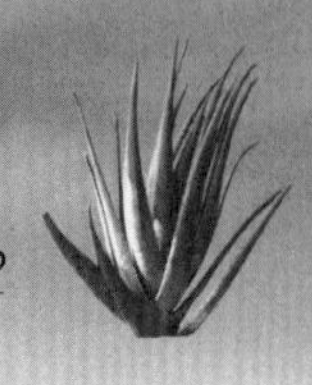

一、民間藥的佼佼者——蘆薈

1. 蘆薈的種類

蘆薈（學名 Aloe）的原產地為非洲的地中海沿岸，以及南非等地域，其藥效在很久以前就被人類知道了。

據可靠經典的記載，古代的埃及，老早就把它當成醫藥派上用場。亦有一種傳說，聲稱亞力山大大帝為了維護官兵們的健康，很積極的使用蘆薈。

羅馬皇帝尼羅的侍醫德奧斯考德，在他著作的《希臘本草》裏，詳細記載著蘆薈的使用記錄（西元一世紀），到了十二世紀，德國的藥局方劑學亦容納了蘆薈。

蘆薈在唐代經由絲路傳到中國，以蘆薈這個稱號，登載於九一三年著作的《開寶本草》裏面。

不管東方或西方，打從非常古老的時代起，無論是專門醫生，或者是一般

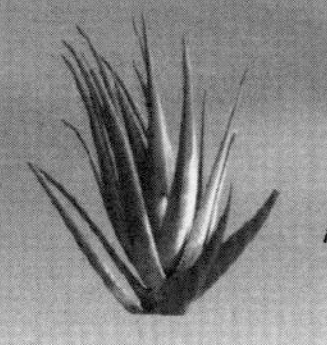

民眾，皆把蘆薈當藥品使用。

蘆薈的外觀跟仙人掌相似，實際上它跟仙人掌風牛馬不相干，是屬於百合科的植物，而歸類於蘆薈所屬的多年生常綠多肉草本植物。

蘆薈葉呈半圓柱型而互生，葉緣長有鋸齒狀的刺。至於蘆薈的花，以最普遍見到的木劍蘆薈（木本蘆薈）來說，它是會開出長度約兩公分左右的橙紅色筒狀花（開成穗狀）。然而，它必竟是原產於熱帶的植物，除非在相當暖和的地域，否則是看不到它開花的。

蘆薈有很多種類，不過，普遍被當成民間藥使用者，是木劍蘆薈。

以蘆薈來說，木劍蘆薈長得相當高大，葉部細長，耐寒力比較強，苦味也相當強烈，這些都是它的特徵。除此之外，像非洲南部出產的開普（好望角）蘆薈，非洲東部以及阿拉伯產的索哥德拉蘆薈，非洲北部及西印度產的吉拉索（翠葉）蘆薈等，皆被當成藥品使用。

到目前為止，被發現的蘆薈有三百多種品種。這些為數眾多的蘆薈原產地，分佈於非洲大陸（約兩百五十種）、馬拉加西島（約四十種），以及卡納

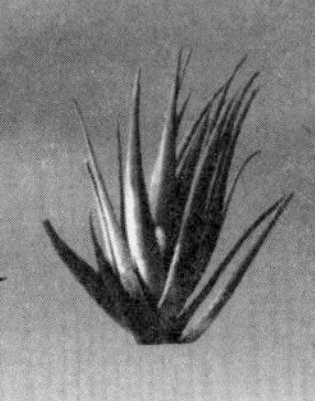

利亞群島、西印度群島等。

由此可見，蘆薈是野生於熱帶、亞熱帶的一種植物。在非洲大陸，可以看到高達二十公尺的蘆薈，亦有小得可以容納於掌上的迷你型。

這些蘆薈被當成藥用植物，或者觀賞植物遍佈到全世界。如今，世界各地都可以找到蘆薈。

被當成藥用植物的蘆薈，可以分成①開普蘆薈，②索哥德拉蘆薈，③吉拉索蘆薈等。這種分類是根據主要產地（輸出地）劃分的。

①開普（好望角）蘆薈……是Aloe ferox Mill.以及ferox Mill.種與Aloe african Mill.或Aloe Spicata Bak.的雜交種。也就是把取自雜種葉的液汁，加以乾燥。外表呈黑褐色或綠褐色的不整塊狀，破碎面具有玻璃一般的光澤，薄片則為半透明，呈琥珀黃色或紅褐色。因此，也被稱為「透明蘆薈」。被栽種於南非共和國開普州，經由開普頓輸出到世界各國。

②索哥德拉蘆薈……Aloe Perryi Bak.。在半透明的黃竭色樹脂物質中，可以看到多數的蘆薈素細小方形結晶。主要產地是東北非洲索馬利亞外海的索哥

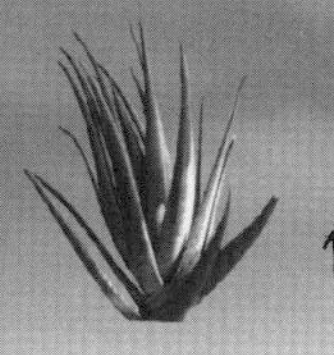

德拉島。

③吉拉索（翠葉）蘆薈……Aloe barbadensis Mill.。為不透明的紅褐色或暗褐色，可分析出微細的蘆薈素方形結晶。主要產地在西印度群島的吉拉索、巴爾巴多斯島。

以上所提出的三種，都是把取自蘆薈葉的汁液，加以乾燥，去掉水分，製成精華者，然後再輸出到世界各地。

一般市面所出售的藥用蘆薈，就是把這種原料加工成粉末或製成藥丸。

至於在亞洲方面最普遍的木劍蘆薈，是指東南非洲出產的Aloe arborescens Mill.。欲當成藥品使用，以這種木劍蘆薈最有效。它被當成藥用，增進健康，以及整肌美容的例子非常多，可以安心的使用。

觀賞用的蘆薈約有一百八十種，由於蘆薈的色調、色澤，以及形狀非常的別緻，亦有不少人栽培為觀賞用。欲當成觀賞用，只要選擇外觀優美，迎合自己喜好的蘆薈就可以了。

其實，單是適合觀賞用的蘆薈，就栽培有一百七、八十種到兩百種，欲從

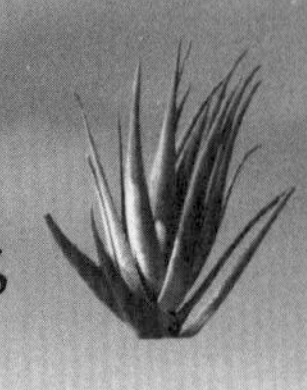

如此繁多的蘆薈中選出兩三種，實在也夠人眼花撩亂。

最好先看看植物圖鑑、原色照片集等，確定了花與葉的特徵、耐寒性以及繁殖力之後，再著手栽培，如此才不致於有失誤之處。

在形形色色的不同種蘆薈中，有很多品種被取了中文名字。為了辨別起見，栽培時，最好連中文名字也寫上。因為栽培了幾十盆不同種的蘆薈，往往會使人把葉色或形狀相似者混雜在一起。因此，必需在盆子上寫上名字。

以下是幾種代表性的觀賞用蘆薈。

帝王錦蘆薈、女王錦蘆薈、綾錦蘆薈、七寶錦蘆薈、紫光錦蘆薈、龍山錦蘆薈、所羅門王的碧玉冠蘆薈、雪女蘆薈、蘿妃蘆薈。

2. 蘆薈的成分

根據微量檢定法研究，除了原來就被知曉的蘆薈成分——蘆薈素、蘆薈米琴之外，還發現了全然未被人知的成分。那就是：水楊酸酯、阿魯米鎮，以及蘆薈烏羅辛。

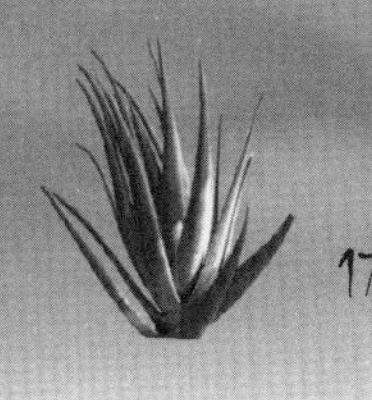

蘆薈素與其氧化體的蘆薈米琴，具有苦味健胃劑以及瀉劑的藥效。

蘆薈水楊酸酯有抗菌性與抗霉性，阿魯米鎮有抗腫瘍性，蘆薈烏羅辛則有抗潰瘍性。

換言之，蘆薈水楊酸酯能夠阻止克拉姆陰性菌（大腸菌頸、綠膿菌等），克拉姆陽性菌（葡萄球菌、肺炎菌、連鎖菌等），以及絲狀菌（引起香港腳的細菌）的發育，並且具有殺死它們的功能。

醫學界人士還獲知，蘆薈水楊酸酯以及阿魯米鎮，還具有另外一種作用，那就是中和這些細菌所排出的毒素。

中和這些細菌毒素的作用，是普通抗生物質所短缺的性質。細菌為了本身的發育以及保護自己的必要，不斷的排出毒素，一旦這種毒素被中和，就不能自我防衛，以致被消滅殆盡。

抗生物質能夠驅逐細菌，最初非常有效，然而長期使用，細菌本身就會產生抵抗力（耐性），以致隔一段時間後就會失效。

但是，蘆薈水楊酸酯以及阿魯米鎮具有中和細菌毒素的作用，不會使細菌

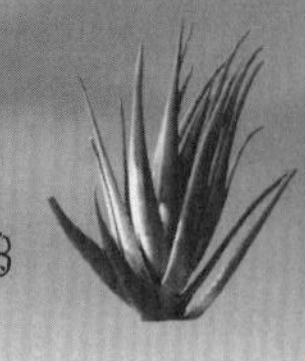

本身產生耐性。換句話說，就算長期使用蘆薈，亦不會發生沒有效果的現象。同時，阿魯米鎮又具有使癌因子不活性化的作用。以人類來說，在每個人體內都有各種的病原菌。一旦為數有十多種的發癌性物質作怪，就會使人生病。然而，服用蘆薈，由於阿魯米鎮的作用，發癌因子轉為不活性化，就很難罹患癌症。

正確地說，阿魯米鎮能使癌的小因子不活性化，細胞吃了此種不活性化的小因子，就能對癌症形成免疫。由此可見，蘆薈不僅對癌細胞構成治療的效果，同時也可以達到預防癌細胞形成的效果。

除了以上的功能外，醫學界也獲知：蘆薈能夠溫和的刺激大腸，達到緩瀉效果，以及有健胃的效果。

由上述可知，蘆薈具有種種不同的藥效。不過請別認為它是仙丹，對任何的場合，對任何人都有效，因為它並非萬能的妙藥。

的確，有一些被醫生放棄的重病患者，在服用了蘆薈之後奇蹟的痊癒，但是在另一方面，亦有不怎麼有效的例子。

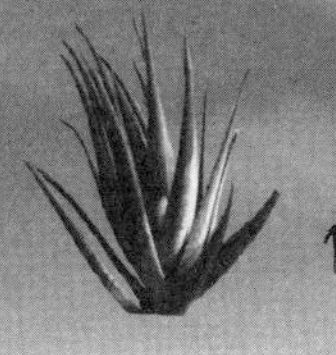

諸如輕微的撞傷、火傷等，只要把蘆薈的葉子切成細片，貼在患部就可獲得痊癒。

尤其是嚴重的外傷，嚴重的燙傷，均必須爭取分秒的急病情況，及立刻接受醫生的處置，切勿過度的信任蘆薈。

蘆薈既然有瀉劑的作用，如果過度地服用，難免會拉肚子。

剛開始嘗試服用蘆薈的人，不妨從少量開始，然後慢慢地使自己適應，並找出適合自己的服用量。即使是身體不適合服用蘆薈的人，只要從少量開始，即可逐漸的找出適合自己的服用量，並能夠使身體適應。

二、蘆薈的具體用法

1.內服時應注意事項

繼續的服用蘆薈並沒有副作用，不必耽心有什麼惡劣的影響。不過，體質

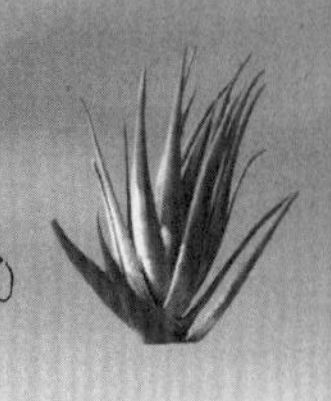

比較弱的人，或者從來不曾接觸過蘆薈的人，最好在飯後少量地服用，慢慢地使身體習慣於接受蘆薈。

自古以來，人們就說蘆薈特有的苦味，能夠對胃腸發生作用，使胃腸的機能轉為良好。

同時，蘆薈又具有中和細菌毒素的作用。因此，儘管是少量服用，只要繼續下去，就能夠使身體的機能逐漸地轉好。

不過話又說回來，就是體力再好的人，或者已經習慣於服用蘆薈的人，如果是在空腹時大量地服用，就會引起下痢或腹痛。這一點是必需特別注意的。

因空腹服用蘆薈而引起下痢時，只要立刻停止服用，身體就能夠很快的復元。

成年人服用蘆薈的量，如果是女性，可以剪下三公分長（寬約四公分）的蘆薈生葉，剝掉外層的皮，服用裏面果凍狀的葉肉。如果是男性，服用量可以增加一些。

如果是孩童，服用量為成年女性的一半以下。

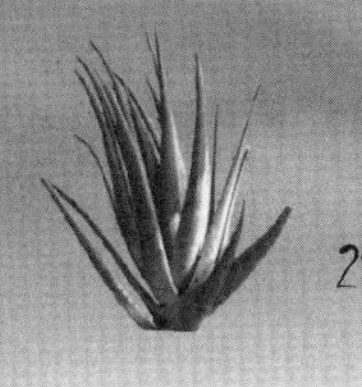

即使服用少量，仍然會引起排斥反應的人，不要勉為其難的服用，不妨改服其他的內服藥。

除此以外，像妊娠中的女性，月經期中的女性等，最好避免服用。因為蘆薈能使骨盆內的臟器充血，孕婦服用，恐有引起流產的危險。同理，月經期間內服用，基於同樣的理由，恐怕會使出血增多，最好還是避免。

2. 生嚼蘆薈葉

這是指直接生嚼蘆薈的葉子。內服蘆薈時，最簡單又具有即效性的方法，莫過於洗淨蘆薈葉之後拿來生嚼。如果你不在乎的話，也可連皮帶刺的吃。不過，還是把刺取掉，比較容易下嚥。

生嚼的最大問題是蘆薈的苦味，但是，蘆薈的苦味並不會殘留下來，只要繼續不斷的吃就不難習慣。

蘆薈葉尖的苦味比較淡，還不習慣的人，一開始不妨先吃葉尖。假如感覺到苦澀難以下嚥時，可以用一些砂糖或者蜂蜜調味。

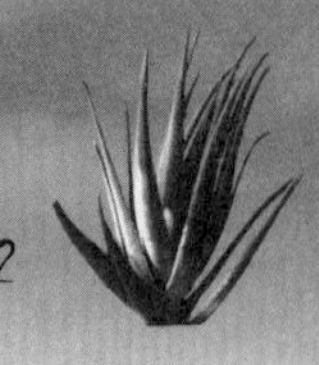

包括嚼生蘆薈葉的方式，凡是欲內服蘆薈時，成年人一天的分量為十五公克（葉寬三公分，長度約四公分。小學生為成年人的三分之一，嬰兒為五分之一）。

不過，這只是一種的準繩罷了，每一個人的適用量有相當的差距。為了知道自己的適用量，觀察大便的狀態最準確。也就是說，一天排出兩、三次有如嬰兒一般，帶有下痢傾向的便，那正表示服用量適當。

例如服用量比他人少，而瀉肚子的情形相當厲害時，則必須減少服用量，反過來說，多吃而通便情形並沒有改變，那就不妨多服用一些。

總而言之，最初必須從少量開始，隨著時日的增長，可以慢慢的增加服用量。只要經過兩、三天就能夠獲知所謂的適量。

剛開始嚼生葉時，如果是三公分寬的葉子，可以試食〇・五公分左右。在三十分鐘以內沒有瀉肚子，則可以把一次五公克（長度約一～一・五公分）的份量，分成一日三次服用。並非一定要分成三次服用才行，就是把一次的分量增加，分成二次，甚至一次服用也可以。

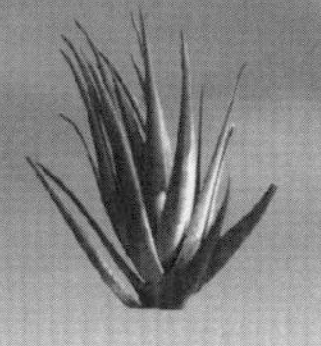

不習慣於蘆薈的人、發熱的人、女性、小孩子等，最好避開空腹時，在飯後才吃。煎蘆薈汁飲用，或製成粉末飲用的吃法，亦必須遵守這個原則。

嚼食蘆薈的生葉，以及把它磨成泥，濾汁服用的方式，效果比較強，因此，份量的調整要特別注意。

使效能趨於安穩的另一種方法是加入甘味料。此味料不僅能夠緩和苦味，亦能使蘆薈的吸收速度較為緩慢。

至於甘味料，以使用蜂蜜最為理想，因為蜂蜜所含的維他命以及礦物質，對於身體很有益處。

反過來說，如果要蘆薈加速效果，最好蘆薈與酒精一起內服。

蘆薈葉子，只要用塑膠袋包著，放入冰箱裏面，就可以長期的保存。

3. 磨成泥狀再濾汁飲用

如果對嚼食蘆薈生葉感到不習慣，不妨利用擦菜板把蘆薈連葉帶皮磨成泥狀，再用紗布濾汁飲用。此種方法跟嚼食生葉一樣具有速效。

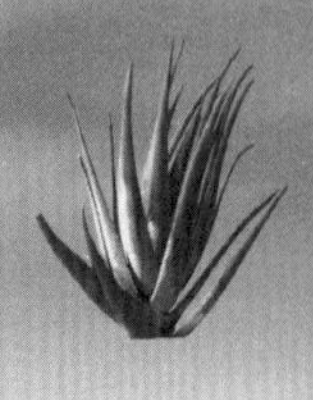

份量就跟前述。雖然根據個人的體質與症狀而有所不同，不過一般來說，以一天兩大匙，分成兩、三次服用較為妥當。

剛開始嚐試，以及體質比較弱的人，則以一天一小匙為準，逐漸的增加服用量。

蘆薈的濾汁相當苦。在還沒習慣以前，不妨飲用濾汁上面的澄清液，或者再把濾汁濾過一次才服用。除外，像使用冷開水沖薄，或者加入蜂蜜、砂糖、鹽，或檸檬片等，都能變得相當好喝。

只是，使用這些服用法，比起直接的飲用濾汁，效果將緩慢一些。

蘆薈葉的濾汁，只要放入冰箱裏，至少可以保存一個星期左右。如果欲保存更長久，可以把它放入冷凍庫，需要時拿出一些，自然解凍後再服用。

這種蘆薈的絞汁，對胃腸病、便秘、感冒、哮喘、神經痛、高血壓等有治療效果。

除此之外，這種絞汁用水稀釋以後，亦可當成嗽口水使用。

以外用方面來說，可治療面皰、燙傷，以及被太陽灼傷而疼痛的皮膚。

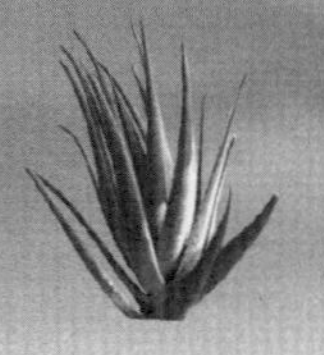

4. 煎生葉飲用

煎蘆薈葉飲用的方法，比起嚼食生葉，或者磨成泥濾汁服用，有好喝的利點，藥效也比較安穩，可說適合於老年人、幼兒、體力衰弱的人。不過，這種方法要長時間持續下去。

煎法是：先把蘆薈生葉用清洗乾淨，切成四、五公分的長度。把切好的蘆薈放入土鍋或鋁鍋裏面（鐵銅、玻璃製的鍋不行），再加入剛淹過蘆薈的水。先用強火煎，待煮開以後，改用弱火繼續煎一個小時左右，一直到只剩下半量為止。

到剩餘半量時，離火，待冷卻了以後，用一塊清潔紗布把蘆薈過濾就成。一次的服用量為一大匙，一天服用兩、三次。

保存方面，放入冷藏庫可以保存十天，放入冷凍庫則可以保存兩、三個月。

服用量成年人一天約需要一杯，也是分成兩、三次服用。待習慣以後，就

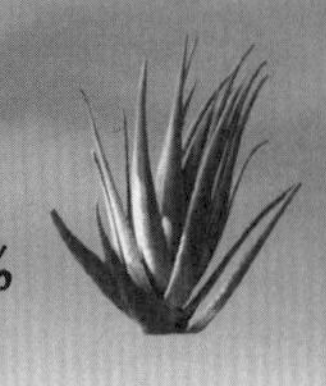

可以增加少許。

蘆薈的煎汁，對胃潰瘍、十二指腸潰瘍皆能夠溫和的發生作用。同時，對慢性的便秘也有治療的效果。不過，必需長期繼續的服用。煎服比生嚼的藥效作用緩慢，因此要長期繼續服用。

5. 製作粉末服用

把蘆薈製成粉末，不僅可以長期保存，而且不喜歡苦味的人，可以用糯米紙包起來服用，旅行時也可以隨身攜帶。

製造的方法是，把充分清洗過的蘆薈葉，由縱的方向切成細絲，然後放置於竹簍上面，攤開曬太陽。為了要曬乾，必須選擇天氣良好，陽光普照的日子，以便一天就能完全曬乾。

待曬乾以後，使用研缽磨成粉末。為了保存，可以放入乾燥的咖啡色等茶色不透明玻璃瓶，如此就可以保存兩、三個月。

成人一天服用三次，每次服用一小匙。不一定要配開水服用，像溶入水

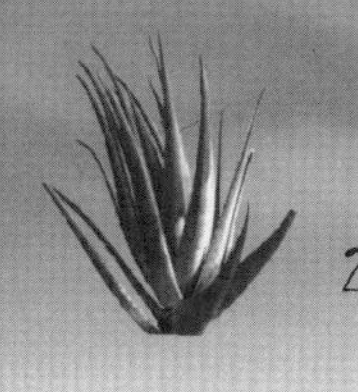

裏，或者放入茶水裏飲用也無妨。

6. 製成蘆薈酒飲用

製成蘆薈酒（也就是把蘆薈的精華溶於酒裏面）飲用，由於酒精會在胃部被吸收，蘆薈的成分也會很有效的被吸收，當然藥效就會很迅速的顯現出來。

製法跟製造梅酒差不多。

三十五度的酒一．八公升，可放入五百公克蘆薈的生葉、三百公克冰糖（如果放蜂蜜，需要一整杯），以及五個檸檬。

把蘆薈的葉子洗乾淨，並去掉葉上的刺，切成細片。檸檬剝去外皮，切成一公分厚度（不使用檸檬也可以）。

在準備好的一個廣口瓶中，放入上述份量的蘆薈、冰糖（或者蜂蜜），再注入酒，然後封閉起來。經過了兩～三個月後，用一塊紗布把蘆薈與檸檬濾過，並取出渣。待已經能夠飲用時，再用比較小的瓶子分裝，以便飲用。放入冰箱，可說是最好的保存法。

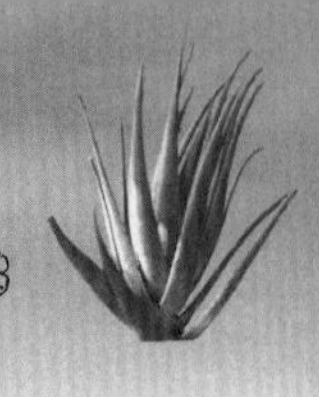

一天的服用量為一酒杯左右。最好在晚餐前，或是就寢時飲用。

欲內服時，除了前述的方法以外，還可利用以下方法：

⑴在水飴裏加入蘆薈的絞汁，製成蘆薈水飴，⑵把蘆薈放入蜂蜜及檸檬裏浸漬，製成蜂蜜蘆薈。⑶當成烹飪的材料使用。

7.外用應注意事項

蘆薈固然很廣泛的被當成內服藥使用。然而，當成外用亦是非常普遍。

而且外用時，不必有如內服那樣地謹慎。塗抹或貼於任何部位都可以。不過，皮膚特別脆弱的人，以及對於刺激特別敏感的部分（眼睛、口唇的周圍、陰部等），以避免塗抹為佳。

即使皮膚很健康的人，如果把蘆薈的絞汁直接塗抹皮膚上，亦會感覺到刺激強烈而難受。因此，還是不要隨便塗抹比較好。

尤其眼睛與陰部，為了顧慮安全，最好避免塗抹。

對於嚴重的燒燙傷或者濕疹，直接塗抹蘆薈的生汁是太過於強烈的。

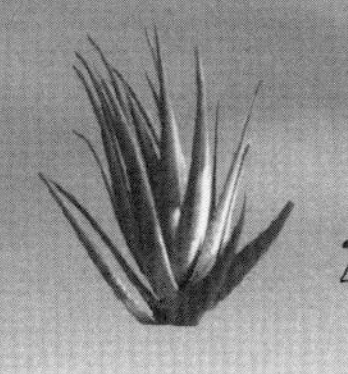

遇到這種情況，最好塗抹一般的燙傷藥，或者治療濕疹用的藥膏。如此不但減少刺激，也比較有效果。

至於輕度的擊傷、挫傷、火傷、香港腳、凍傷、皮膚龜裂、疣子、皮膚病等，則可以使用蘆薈治療，效果是很令人滿意的。

8. 外用的方法

除了直接把蘆薈生汁塗抹於患部的方法外，亦可使用蘆薈濕布法、蘆薈入浴法，或直接使用市售的蘆薈軟膏，或者蘆薈粉末。

最簡單又普遍的是：把蘆薈葉切口的生汁直接塗抹於患部。

另外，也可以把取自蘆薈葉切口的液汁，塗抹於脫脂棉上面，然後貼於患部。

對於凍傷、裂傷、擦傷、刀傷、撞擊傷等，可直接塗抹蘆薈的液汁，效果非常的良好。

蘆薈濕布亦可獲得相同的效果。所謂蘆薈濕布，是用擦菜板把連葉帶刺的

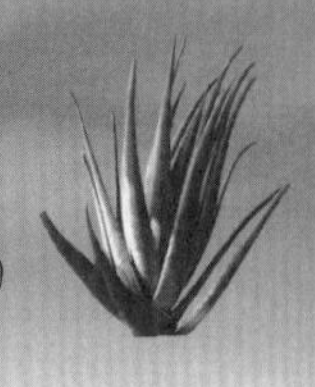

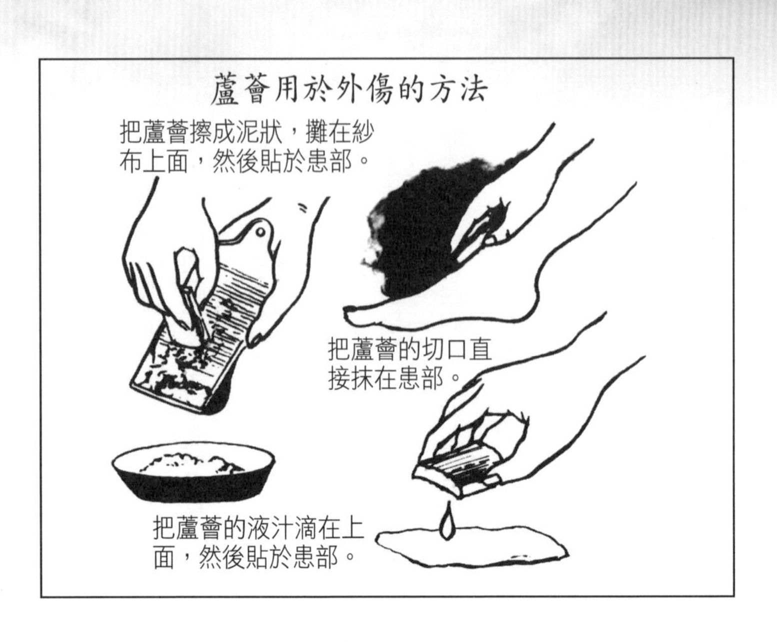

蘆薈磨成泥狀，再把它們攤在紗布上面，用來貼在患部的方法。貼在患部以後，用繃帶纏上，或用絆創膏貼上都可以。此種方法，最適合於處理四肢的挫傷以及擊傷。

即使不用擦菜板磨成泥狀，單是取用蘆薈葉果凍狀的部分，塗抹於患部，貼上一塊紗布之後，用繃帶纏好也可以。

不過，用擦菜板磨成泥狀使用，藥效比較強一些。

不管在任何的情況下，蘆薈乾了就要更換，這一點很重要。

如果使用市售的蘆薈軟膏，換

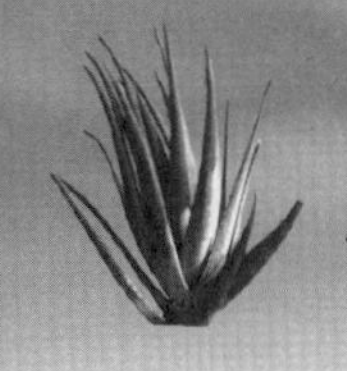

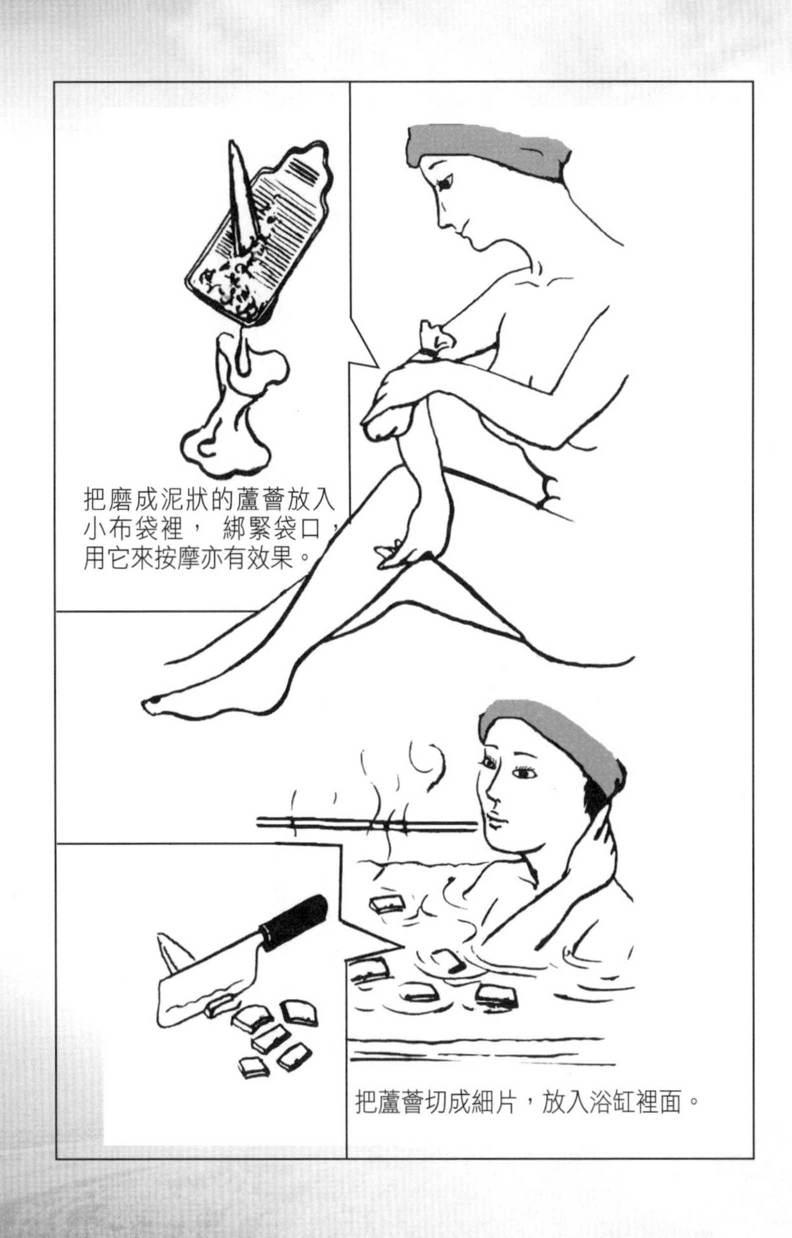
把磨成泥狀的蘆薈放入
小布袋裡， 綁緊袋口，
用它來按摩亦有效果。
把蘆薈切成細片，放入浴缸裡面。

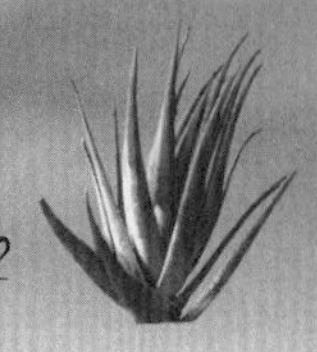

起藥來更為方便。同時，又有能夠長期保存的優點。

至於蘆薈浴，是用擦菜板把兩三片蘆薈葉磨成泥狀，裝入布袋裏，再放入澡盆內。或者切成細片，直接放入也可以。如果是使用蘆薈粉末，可取用約十公克的蘆薈粉末，用水把它們溶解，然後把業已溶解的蘆薈放入浴缸。

蘆薈浴能使蘆薈的成分浸透入皮膚深層，因此，很適合於外傷的治療。其他像肩膀酸痛、神經痛、風濕痛等，蘆薈浴都能發揮功效。蘆薈浴能夠使皮膚轉為光滑，可見也具有美容效果。即使是寒冷的夜晚，蘆薈浴也能使手足感覺到溫暖，沐浴後絕對不會使人感冒。

如上述般，蘆薈也可當成外用藥，多方面的加以利用。一般的家庭為了充分的利用蘆薈，不妨栽培五、六盆的蘆薈，以備不時之需。有心要利用蘆薈的人，可以參考別項「蘆薈繁殖法」，經常栽培它幾盆。

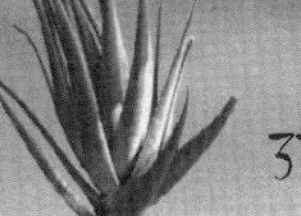

第二章 使用蘆薈有藥效的疾病

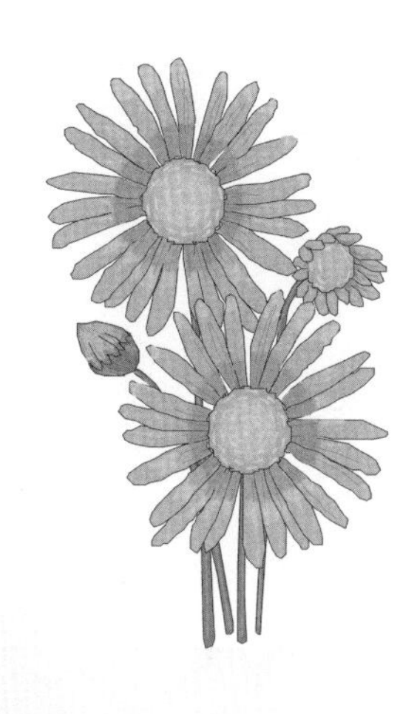

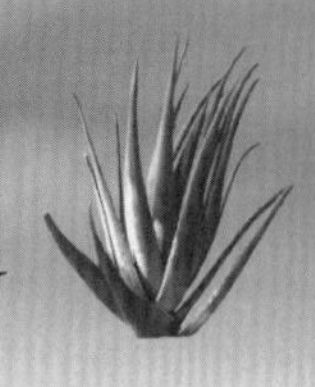

一、效用一覽表

效用	主要的利用方法
胃腸病	內用（嚼食生葉，不加糖，鹽或熱。）
胃潰瘍	內用（嚼食生葉，煎飲，服用蘆薈酒、蘆薈茶。放入菜裏烹調等，以適合於自己的方式內服。）
便秘	內用（以適合自己的方式。）
高血壓、低血壓	內用（以適合自己的方法，長期使用才有效果。）
	內用（以適合自己的方式。小心用量，避免拉肚子。）
痔	外用（脫脂綿沾蘆薈汁插入患部。）
頭痛	內用（嚼食生葉，飲蘆薈汁，長期使用才有效果。）
傷風	內用（製成溫熱的飲料飲用。）
哮喘	內用（用開水沖薄蘆薈汁飲用，長期使用才有效果。）
糖尿病	內用（以適合自己的方式，長期使用才有效果。）

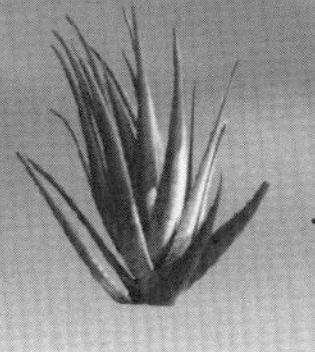

肝臟病	內用（以適合自己的方式。不過，不能飲用蘆薈酒。）
暈車船	內用（嚼食生葉，服用蘆薈粉末。）
宿醉	內用（飲用蘆薈汁。）
火傷	外用（把果凍狀的部分貼在患部。）
擦傷、刀傷	外用（把果凍狀的部位貼在患部。）
蟲叮咬	外用（用果凍狀的部分貼被叮的部位，或者用蘆薈汁塗抹也可以。）
香港腳	外用（用果凍狀的部分貼患部，長期連續使用才能奏效。）
雞眼	外用（用果凍狀部分貼患部，或者用蘆薈汁塗抹。）
牙痛	外用（嚼食生葉。腫起來時，要塗抹蘆薈汁。）
口內炎	外用（用水沖薄蘆薈汁絞汁，用它來漱口。）
鼻子的疾病	外用（用綿棒沾蘆薈汁，塗抹於黏膜。）
肩膀酸痛	外用（使用蘆薈汁溫濕布。）
腫脹	外用（把果凍狀的部分貼於患部，或者塗抹蘆薈汁。）

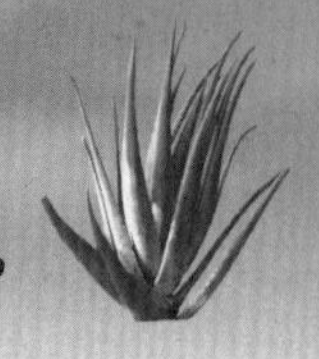

二、注意事項

1. 內服法

⑴蘆薈的效果，因體質、疾病的進行狀況等而有所不同，所以，要找出適合於自己的分量以及內服法。在開始時，最好先內服少量，觀察排便及身體的狀況，再使用。

⑵蘆薈能夠在骨盆內的臟器引起充血，因此在妊娠期間、生理期間不要服用，生殖器不好的男性也勿使用。

⑶極端的冷症，過敏性體質的人，症狀轉壞時要停止使用。

2. 外用法

⑴塗抹蘆薈以後，皮膚會感覺到刺痛的人，長了濕疹時不要使用蘆薈。

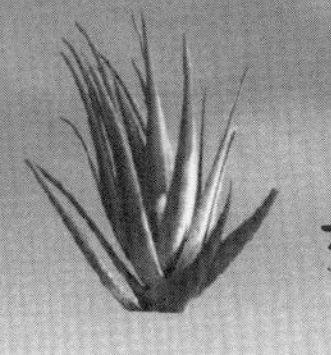

⑵皮膚比較脆弱的人，必須把蘆薈的濾汁，再度濾過一次，再用水沖薄以後才能夠服用。

3. 其他

勿盲目相信，勿濫用。特別是胃潰瘍、高血壓、糖尿病等疾病，勿奢望只靠蘆薈就能治好。像嚴重的火傷、刀傷等，必須接受醫生的治療，對蛀牙所引起的牙痛，蘆薈只能派上應急處理罷了。

三、胃腸病

缺乏食慾，胃部感到沈重、噁心、消化不良等，胃部不舒服的人非常多。同時，因為胃部不舒服，而形成口臭也不少。這些症候在輕微時不算是疾病，但是放置不管，或者繼續不規則的生活，就要演變成胃腸病。

胃腸病在向前進行一步，胸口焦悶，食後的不消化感，打嗝等症候都會變

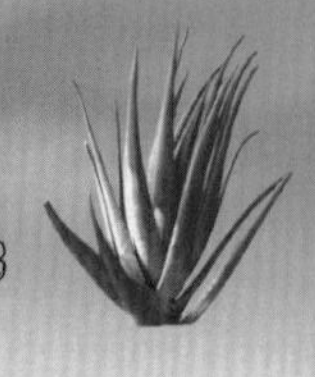

成嚴重，接著引起疼痛、噁心，甚至會引起便秘、下痢等症狀。

有人認為胃腸病不是什麼重症，其實這是不正確的想法。因為放置不管，可能會造成胃潰瘍的原因。

因此，胃腸一旦感覺到不對勁，請努力使它恢復原狀。

胃腸病可分為機能性以及神經性兩種，前者是因飲食過多所引起，像參加宴會的機會比較多的人，請特別注意。

至於神經性的胃腸病，是精神的過度緊張所引起，現代社會就有很多這種例子。胃與神經有密切的關連，一旦引起強烈的精神緊張，胃的機能就會立刻喪失平衡。

此種現象重複下去，胃就無法充分的發揮機能，而演變成胃腸病。

一個人所以會暴飲暴食，實際上就是想逃脫出精神的緊張，因此，很多被認為是單純胃機能疾病時，實際上就是神經性的胃腸病。

一般說來，胃腸弱的人，多數屬於耐不住精神緊張那一型。在現代社會，到處都有造成精神緊張的原因，因此，一旦痊癒的胃腸病往往會再發。

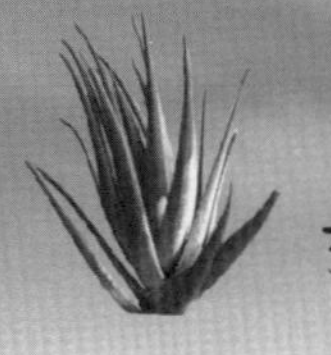

因此，有胃腸病的人，在繼續節制飲食的同時，亦要保持心境的平和與安詳，切勿悶悶不樂，或者繃緊神經。

感覺到胃腸有點兒「不對勁」時，與其隨便的購買藥局的藥品服用，不如服用蘆薈試試。

胃腸藥或健胃劑，一般都有或多或少的苦味，而蘆薈也有一種獨特的苦味。這種的苦味，就是所謂蘆薈素——蘆薈米琴（Alomicin）的物質，此種物質會刺激胃壁，並促進胃液的分泌。是故，欲當成胃腸藥服用時，千萬別把苦味去掉才喝。

同時，蘆薈的葉子也含有維他命C，它有增強胃部黏膜的作用。維他命C為水溶性，而且又很怕加熱。為了不破壞維他命C，洗滌時，只要稍微洗一下即可，然後去掉水分，最好不要去煮它。

由以上所述，欲把蘆薈當成胃腸藥服用，以生吃最適當。把蘆薈切成數公分的長度，就如此的嚼食最好。食蘆薈最好與進餐同時，或在餐後三十分鐘以內食用。

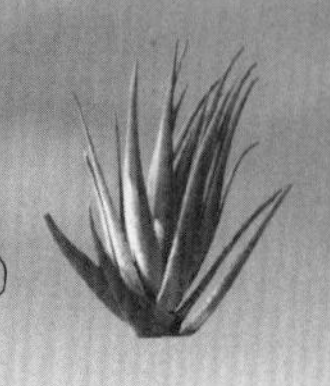

感覺到味苦嚥不下時，不妨切成細片，再用糯米紙包著吞食，但要避免在空腹時大量的服用。

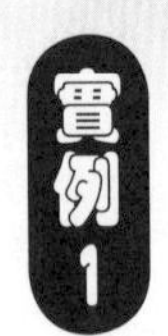

實例1 胃部沈重、時有噁心現象

喜歡大灌黃湯、菸不離手、整天含菸吐霧、夜晚沈溺於方城之戰的人，大多數在早晨醒來時，身體總是感到倦怠，胃部有沈重感，並且有噁心現象。

一般健康的人，早晨仍舊有食慾。然而，上述那種人早晨總是缺乏食慾。有很多蘆薈的愛好者，在開始之際，他們都有上述胃部沈重、噁心、食慾不振的現象。

然而，一旦接受旁人的勸告，開始生嚼蘆薈葉以後，胃部的不舒服感一掃而光。宿醉的症狀也消失於無形，諸如這一類的人為數頗多。

除了生嚼蘆薈葉以外，每天不斷的服用蘆薈汁，或者蘆薈製錠，而治癒了胃部沈重的實例，可說不勝枚舉。

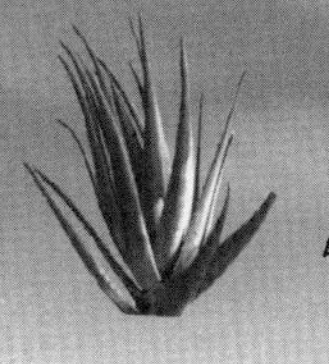

實例2 胃腸衰弱、時常下痢

自從幼年起胃腸就很衰弱，凡是吃了冷涼，或者油膩的東西，就會立刻下痢、鬧肚子。這種衰弱體質的人，自從懂得生嚼蘆薈葉以後，胃腸就強健多了……此種的實例非常多。

藥效最為顯著的例子是：在下痢當中，忍受著苦味，生嚼蘆薈葉，只經過了一個小時左右，下痢就很神奇的停止。

因此，平常胃腸就不怎麼好的人，或者動不動就會下痢的人，最好試著嚼蘆薈葉，或服蘆薈汁、蘆薈錠等。

每個人體質都不同，蘆薈不一定對任何人都有效果，然而試試看，總是無傷大雅的。

抱著姑且試試的人，幾乎隔了不久就變成蘆薈迷，這正是所謂的「事實勝於雄辯」。

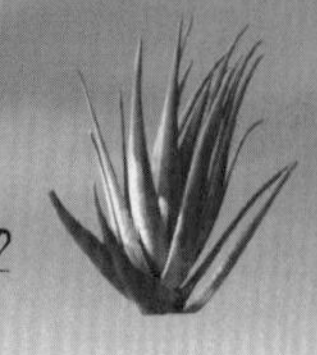

實例3　伴有便秘的胃痛

有不少人老是被胃癌折騰著，而且又加上煩不勝煩的便秘，叫人感到苦不堪言。

這一類的人，不僅胃不好，往往是整個消化系統都衰弱不堪。

三、四天不曾排便，便秘一旦變嚴重以後，往往會帶來胃痛相當激烈的症狀。有這種情形，可以服用蘆薈的葉肉（去掉硬的表皮）。只要每天內服不斷，便秘就會痊癒，胃痛也會跟著消失。

假如有兩天以上不排便時，不僅要服用蘆薈的葉肉，最好同時也飲用蘆薈汁。

這樣，幾個小時以後就會排便。

如上述般，蘆薈對伴有便秘的胃痛亦有治癒效果。有這種毛病的人，不妨內服蘆薈試試。你一定會驚訝於藥效的神速。

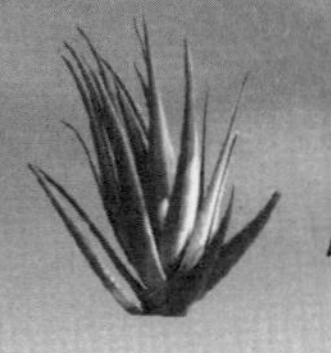

實例4 胃部常覺不舒服

這是中老年人最常見的現象之一。總是感覺胃腸不舒服，有一種消化不良的感覺。

這種人，不妨煎蘆薈的葉子服用看看。嚼吞蘆薈的生葉固然很好，不過在症狀還輕時，煎服蘆薈葉，效果也很好。

關於蘆薈的煎法，已經在前面敘述過，不再贅述。不妨在每餐後，服用蘆薈煎湯，以替代茶水。

【經驗談】跟不愉快的胃痛道一聲「再見！」

陳先生 四十五歲

約在五年前，我切除了十二指腸潰瘍。其後，仍然有疲勞感以及胃痛，而且又時常便秘，胸部有壓迫感，缺乏食慾，每天都

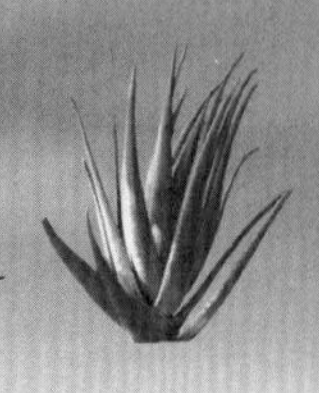

過得好痛苦。

就在此時，有人教我試食蘆薈，我就一天吃三次，每次約吃三公分長度的蘆薈。到了第三天，排出了漆黑而氣味很強的糞便，而且量有平常的三倍之多。

從此以後，胸口的壓迫感就消失了，餐食與睡眠皆恢復正常，疲倦也漸漸消除。

如今，我的臉孔變成紅潤，朋友都說我簡直變了一個人。目前，蘆薈給了我們家中七人健康，沒有蘆薈，我們幾乎無法過日子呢！我們都充滿了感謝之情。

四、胃潰瘍、十二指腸潰瘍

胃潰瘍或十二指腸潰瘍，是胃或腸的內壁溶化，而造成破洞的嚴重疾病。只要注意飲食，注意健康，盡量的減少日常心理方面的不安，就可達到預防效

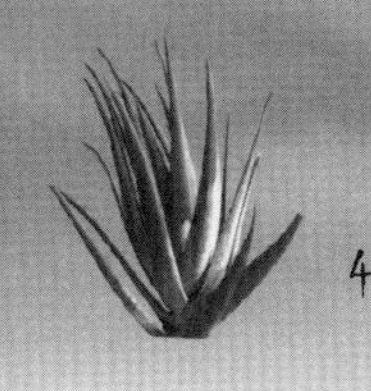

果。

胃的疾病，大部分由精神緊張所引起，胃潰瘍也不例外。在公司擔任管理階級，整日緊繃著神經，四十到五十多歲的男性最容易罹患胃潰瘍。此外，像退休或跟配偶死別的五十到六十歲層的人也很多。

最近，或許由於整日被逼著讀書，國小、國中學生竟然也有人罹患胃潰瘍，實在很遺憾。

胃潰瘍除了精神的緊張引起之外，亦會以其他器官不調和為原因，使胃的機能引起變化，以致促使消化酵素的作用太過活潑而引起。

消化酵素的作用強烈無比，若消化酵素沾到胃以外的內臟，會把這個內臟溶化掉，實在是太可怕。胃壁可說是特別強韌的器官，即使沾到消化酵素也不全溶化。

然而，消化酵素的作用太過於活潑時，就連強韌的胃壁也耐不住，導致引起潰爛，這就是所謂的胃潰瘍。一旦罹患胃潰瘍，每逢空腹時，胸窩部位就會感覺激烈的疼痛。

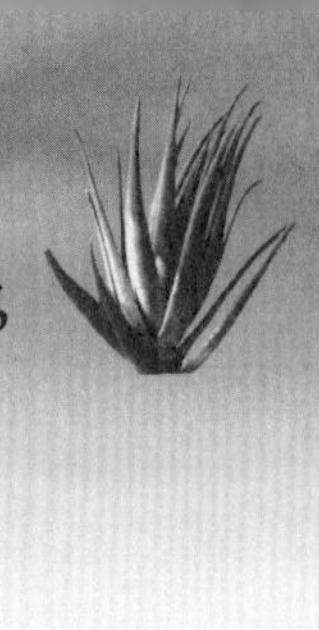

吃過東西之後，疼痛會暫時消失，那是因為吃下去的東西暫時保護了胃壁。胃潰瘍轉為嚴重後，疼痛就會越來越厲害，就連吃飽後也會疼痛。

有時會吐出漆黑色的血。這種血有時會隨著糞便被排泄出來，遇到這種情形，糞便就會變成漆黑色。

如果患有痔瘡，有時也會混有漆黑的血，因此，胃潰瘍以外的症狀比較弱的情況，有時被誤認為痔瘡。

消化酵素的作用突然變成活潑時，胃壁就會開孔，胃液就從此漏出，開始侵犯其他的內臟。是故，患者將會感覺到激烈的疼痛。這就是所謂的胃穿孔，發生這種情況，不立刻接受開刀，即會喪命。

另外，像胃的消化酵素侵犯十二指腸壁時。會演變成十二指腸潰瘍。

對於胃潰瘍以及十二指腸潰瘍，很多人利用蘆薈治癒，對潰瘍有治療效果者為；蘆薈所含有的蘆薈烏羅辛（Aloeulcin）。我們把蘆薈切斷時，切口就會分泌出一種黏黏的液體，很多的蘆薈烏羅辛就包含於這種黏液裏面，只要黏液覆蓋潰瘍的部分，就會立刻發揮效果。

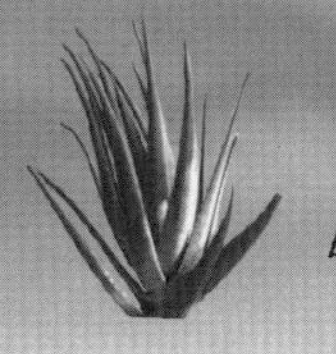

除此以外，蘆薈也有凝固血液，氧化還原的作用，自然可以止住胃壁的出血。

蘆薈烏羅辛跟苦味沒有關係，因此服用不限於某種的方式。有如胃腸病那一項所敘述，生食蘆薈葉也可以，煎過再飲用也可以，甚至製成蘆薈酒、蘆薈茶飲用也未嘗不可，加入蜂蜜飲用也是一種方法。

胃口感到焦悶；空腹時心窩疼痛等，當呈現出初期的輕微症狀時，只要注意飲食，每天不斷地服用蘆薈，就可以防範於未然。

如果症狀嚴重時，靠著外行人判斷很危險，最好立刻接受專門醫生的診察，然後接受正確的治療。

然而，有不少相當重症的人，有單靠蘆薈治癒的實例。由此可見，蘆薈對這些疾病的確有效。

胃部感到沈重，具有噁心、胸部焦悶的現象，空腹時，或者在半夜，心窩附近會感覺到疼痛……有了上述症狀，請服用蘆薈絞汁，或者蘆薈製劑。

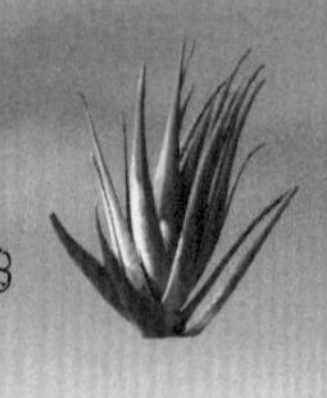

實例　胃腸異常疼痛時

被一種連氣都喘不過來的胃腸激痛所襲擊，以致身體彎成一隻大蝦米的樣子，在床第間打滾……。患有嚴重胃炎、胃潰瘍、十二指腸潰瘍時，很多人會訴苦這種症狀。

患有胃腸疾病，固然應立刻接受專門的內科醫生診治。然而在演變成如此重症之前，或者已接受醫生的治療，而症狀已經逐漸好轉時，都可以服用蘆薈，以期早一天痊癒。

有相當多的人，一直到非常嚴重時，才使用蘆薈治療，不過，仍然有人獲得痊癒。蘆薈的藥效，對胃腸有一種近乎不可思議的作用。有上述症狀的人，不妨試著內服蘆薈。

除了嚼蘆薈的生葉外，還可以採取服用蘆薈汁的方式。或者煎湯服用也可以。

喜歡喝酒的人，不妨製成蘆薈酒，每天喝兩、三杯。

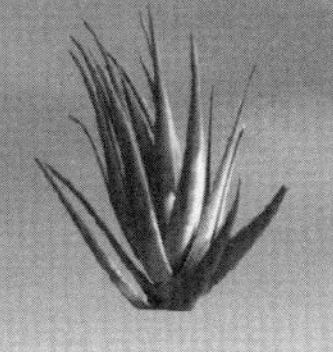

【經驗談】不用開刀治好胃潰瘍

林先生 四十六歲

由於工作方面屢遭困難，精神及肉體都處於疲勞困憊的狀態，睡不好，重複著便秘與下痢，肚子常感疼痛，醫生診斷的結果是胃潰瘍。

醫生並勸我住院接受開刀，然而，由於工作非常忙碌，根本就挪不出時間來休息。我只好盡量的節制，並遵守著醫生的吩咐。

有一天，由於妻子的提議，我試用了蘆薈。俗語說：「良藥苦口」，蘆薈的味道的確很苦，但是我不畏苦服用。因為身體是一切的資本，只要身體能夠恢復健康，苦一點又算什麼？或許由於我意志堅定如石，不然就是蘆薈的功勞，我終於把胃潰瘍治好了。

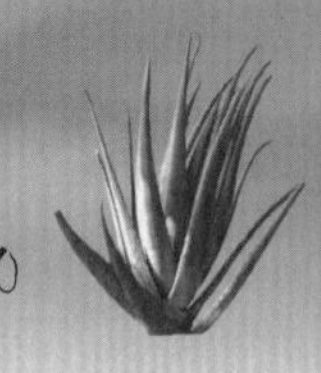

五、便秘及便秘引起的皮膚病

一提起便秘這個名詞，或許由於它不會立刻要命，很多人總是不很在意，或甚至有人想以洗腸的方式，簡單的想治好它，這些想法都不正確。

便秘一直持續變成習慣，由於營養分的吸收會轉壞，皮膚就會粗糙。而且食慾也會一蹶不振，持續了一天的時間之後，體力就會衰退，往往會演變成高血壓或者腰痛。

同時，由於時常有不快感，精神上會感到焦躁，引起失眠、頭痛等，有時會引起胃腸重大的疾病，甚至心臟等疾病。

別以為排不出大便，只會感到稍微不舒服而已，應該早一點把它克服。

在目前這種社會型態裏，為便秘所苦的人相當多。如果使用瀉劑，往往會導致嚴重的下痢，而一旦停止服藥，則故態又復萌了。重複著這種惡性循環的人，為數相當多。

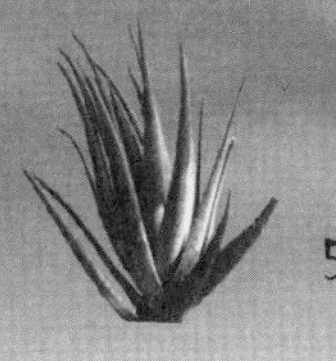

便秘症一旦成了慢性之後，皮膚就會失去光澤，臉上也會長出面皰，以及一些小瘡。

發生便秘時，只要實施洗腸，就算是相當嚴重的便秘也能夠治癒。然而有些屬於便秘體質的人，很快就會再度便秘。於是又洗腸……如此的重複下去，腸管的蠕動力就會逐漸的變弱，越不能以本身的力氣排便，所以，不宜動不動就洗腸。

所謂的便秘，是指排便次數減少，排便時間不規則，排便困難的症狀。

有人三天才排一次便，如果其狀態有規則的持續了好幾年，又沒有任何異常，就不能算是便秘。

一般說來，最普遍的排便法是每天一次，不過，一次少許，一天排數次的情況，只要有規則，而沒有任何的異常，就用不著煩惱。但是，這兩種情形都顯示腸的機能降低了。

便秘，不是在腸的伸縮力減低的狀態引起（弛緩性便秘），就是剛好相反，也就是持續緊張的狀態所引起（痙攣性便秘）。

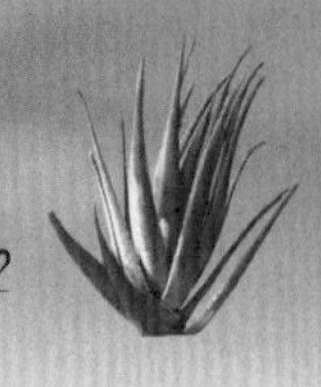

又如，忍便的狀態持續一段時間之後，直腸的收縮力就會減弱，以致引起排便困難（直腸性便秘）。

不管是那一種的便秘，都是腸的機能減低所引起。除此以外，還有因為腸的腫瘍，而引起便秘。這種便秘有特徵，就是伴有血便或者激烈的腹痛。這是很危險的疾病，必須立刻看醫生。

除了這種特殊的便秘，蘆薈是非常有效的。它所含有的蘆薈素——蘆薈米琴（**Alomicin**）會刺激腸黏膜，並促進腸管的蠕動。

有一些便秘患者服用了醫生處方的藥品，結果因不適合於體質，而上吐下瀉。服用蘆薈就沒有副作用，而且能夠緩和的發生效果，這一點你是可以大為放心的。

對於便秘，一天可以服用三次，在食後嚼食蘆薈生葉，或者飲用絞汁最為有效。

以這種的方法，一面繼續服用蘆薈，一面多攝取含纖維質多的蔬菜類、豆類，更能夠增進效果。

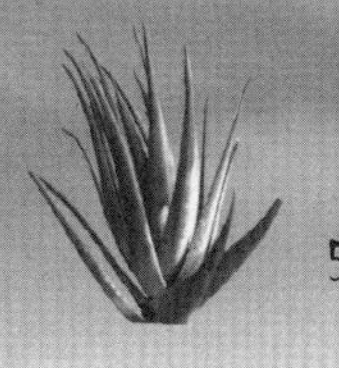

在平時，可別忘了多多鍛鍊腹筋。

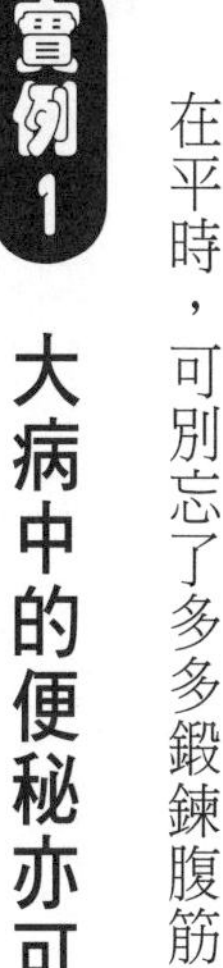

大病中的便秘亦可利用蘆薈

疾病嚴重，必需在病床上絕對安靜的躺臥時，大小便往往難以排泄出來。遇到這種情況，病人往往依靠灌腸排便。其實，並不一定要灌腸，只要服用蘆薈汁，通常都能夠順暢的排出大小便。此種例子不勝枚舉。

飲用蘆薈汁可以幫助自然的排便。因此，身心都能夠感到暢快。事後又會引起食慾，對於經年臥床的人，可以發揮出意想不到的效果。

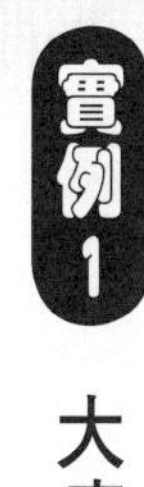

蘆薈酒對下痢有效

喝果汁、牛奶，或吃油炒的食物就會下痢的人，服用蘆薈酒最有效。

一位患這種疾病的先生，自己製造了一種蘆薈酒不加砂糖、蜂蜜，只是在酒裏（三十五度的白酒）盡量的放入切成細片的蘆薈，密封了三個月就可以飲用。

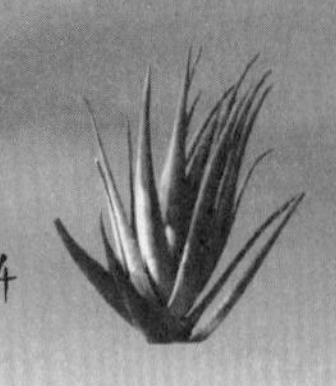

只要喝一小杯蘆薈酒，下痢會立刻的停止。在以後的一、兩天內，如果不再下痢，什麼食物都可以吃。

也許，有些人會認為，可能那位仁兄的體質很適合蘆薈酒？其實，蘆薈酒治好下痢的例子相當多。總之，準備一些蘆薈酒是有好處的。以一般人來說，蘆薈酒放有砂糖、蜂蜜比較容易下口。不過，體質上適合蘆薈的人，還是喝不加糖的淡味蘆薈酒比較好。

如果你感覺到蘆薈酒實在難以下嚥，加入一些水，並用一點蜂蜜等調味也未嘗不可。

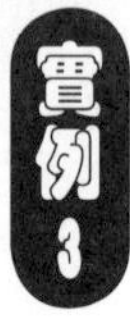

化學纖維所引起的皮膚炎

皮膚比較脆弱的人，只要穿上化學纖維製成的襪子，或者塗抹治療香港腳的藥水，皮膚就會開始發癢，忍不住地搔癢之後，往往會引起皮膚炎。如果症狀轉為嚴重，發炎的部分會紅腫而潰爛，或長出水泡、皮膚腫痛。

對於這類皮膚炎，據說蘆薈也有效果。皮膚炎輕微時，只要用清水稀釋蘆

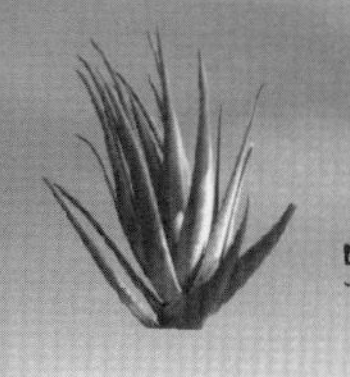

薈的液汁塗抹患部就有治療效果。

如果症狀較嚴重，利用蘆薈濕布較有效果。蘆薈的用途確實很廣泛。

皮膚比較脆弱敏感的人，一個星期只要洗一到兩次的蘆薈澡，在足尖等容易罹患皮膚炎及香港腳的地方，塗抹蘆薈軟膏即可以預防。尤其是年輕的朋友以及孩童，如果平常就喜歡洗蘆薈浴，或者喜歡喝蘆薈汁、蘆薈酒，體質就能夠獲得改善，皮膚也能夠轉為強健。

如果罹患了濕疹或皮膚炎，只要時常洗蘆薈浴，皮膚保持清潔，並使皮膚下的毛細血管血行良好，就可以做某程度的預防。俗語說「預防重於治療」。與其罹患了皮膚病以後，耗費時間去治療，不如在日常就注意預防。

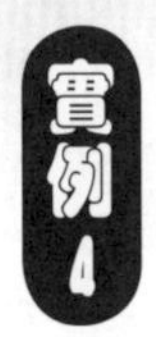

實例4　乾燥而發癢的皮膚以蘆薈治療有效

皮膚會發癢，不僅是濕漉漉而潰爛的時候。皮膚粗糙乾裂，泛著白色，也會癢得非常厲害。諸如這種皮膚乾癢的毛病，被稱為金錢癬、白癬以及牛皮癬等。因為這種癬往往長於陰囊或股間，因此，很少人勇於發表治療經驗。實際

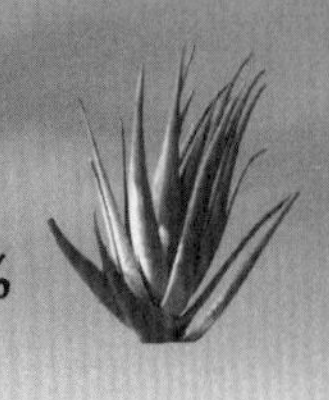

上，被這種「難忍之癢」所糾纏的人，比想像中還要多。

這些皮膚病，是由於白癬菌（一種絲狀菌）的寄生所引起的，可以利用具有殺菌力的蘆薈治療。然而陰部搔癢，實在很難以啟口，只要自己悄悄的塗抹蘆薈葉汁液，就能夠獲得痊癒。

除此之外，塗抹蘆薈軟膏也有效果。

入浴時，切勿因為太癢而用力的大抓特抓，如此一來，細菌就會向周圍擴張，而使金錢癬等擴大範圍。

不要用力的抓，也不宜用浴巾拼命的擦，只宜用消毒藥皂洗滌乾淨。出浴之後，再塗抹一些蘆薈汁，或是蘆薈軟膏，洗蘆薈浴也很理想。

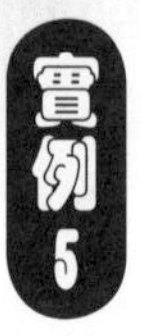

實例5　治小孩頭上的白癬

長在孩童頭上的白癬，是一種慢性傳染病，也是絲狀菌的寄生所引起。

如果放置不管，白癬病就會逐漸的惡化，患部的皮膚將被灰白色的粉末所覆蓋，毛髮也會紛紛的脫落，以致形成銅板大小的禿塊，因此，在惡化以前必

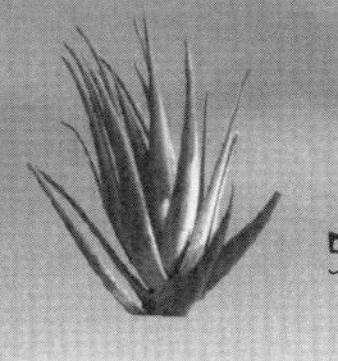

需治好。

如果還是屬於輕微症狀，可以塗抹蘆薈汁，或是蘆薈軟膏。入浴之際，把蘆薈汁（用擦菜板磨成泥狀，然後絞出汁來）放入一盆溫水裏，用它來給孩子洗頭。

洗好了澡以後，再度在孩子的頭部塗抹蘆薈軟膏，只要耐心的每天塗抹，約經過十天到半個月就能夠痊癒。在這段期間之內，為了避免孩子耐不住癢，而用手猛抓患部，最好把孩子的指甲剪短。

白癬是傳染性的皮膚病，因此要特別的注意，以免傳染給其他的孩子。

【經驗談】驚人的速效叫人嘆服

羅女士　二十九歲

我丈夫說用蘆薈來醫治便秘比什麼都有效，聽了多次以後，我就抱著姑且一試的心理服用。開始時，我試著嚼食蘆薈生葉，由於味道實在太苦，我在一陣反胃之後全部都吐掉了。

後來，我改用擦菜板擦把蘆薈擦成碎片，再用糯米紙包起來服用，不然就是用紗布絞出蘆薈汁，再用開水沖薄之後飲用。

從第二天起，排便的情形就轉為良好，蘆蒼的速效性實在叫人嘆服。

打從那個時候起，每天早晨必有便意，每天過得愜意又快樂。到如今，我已經習慣於嚼食生的蘆薈葉，而且我也調製蘆薈沙拉（生菜）給孩子們吃。

六、高血壓

根據世界衛生組織（ＷＨＯ）的基準，最高血壓在一百六十釐米（水銀柱）以上，最低血壓在九十五釐米以上，即是一般所謂的高血壓（正常血壓為最高血壓一百三十九釐米以下，最低血壓八十九釐米以上。）根據這個基準，

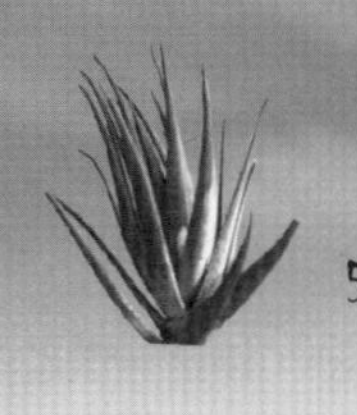

進入高血壓範圍的人必須要注意，不過，血壓會隨著測定時期而有所變動，因此，單憑一次的測定，很難以下結論是否高血壓，必須在測定幾次以後才能夠下判斷。

所謂的高血壓，是攝取過多的食鹽，或攝取過多含膽固醇的食物，使血管變硬而引起的疾病。

除此以外，像過度勞累、精神緊張等，亦會引起高血壓。血管一旦硬化，血流就會發生障礙，使心臟增加負擔的結果，心悸、氣喘、肩膀酸痛、手腳浮腫、失眠、頭痛、耳鳴、眩暈等的症狀就會陸續的出現。

老年期最容易引起的老年性痴呆，性格的變化等都是以腦部的血行障礙為原因。

在這種程度的範圍還不算嚴重。但是，高血壓放置不管，就會罹患心臟肥大、心不全、心肌梗塞等致命的疾病。同時，腦出血、腦梗塞等，亦是由高血壓所引起的可怕疾病。

此種高血壓稱為「本態性高血壓」，另有所謂的「二次性高血壓」。這是

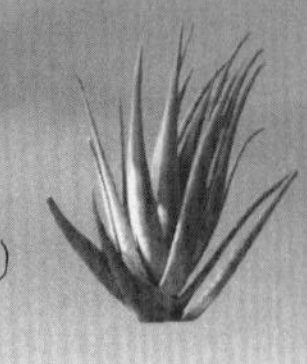

指身體的其他部分，有腎臟病或副腎等明顯的疾病，以這些為原因所引起的高血壓。

本態性高血壓，是伴著血管的老化所引起者，通常是在中年期以後才會罹患，至於二次性高血壓，卻有不少年輕人罹患。

因此，罹患了二次性高血壓的人，必須先把原因的疾病治療好。

另一方面，本態性高血壓的症狀，只要從年輕時就注意飲食生活即可預防。就算已經罹患了高血壓，只要注意飲食及生活方面，仍然可以提高治療的效果。

蘆薈具有軟化血管的作用，日常不妨把它當成保健藥，每天服用少許蘆薈，可以保持血管的年輕。罹患了高血壓以後再飲用，仍然可以提高治療的效果。

時常看到一些人，單憑蘆薈就想治好高血壓，這很危險。雖然在高血壓不嚴重時，蘆薈的確能夠發揮效果，但是到了嚴重到非服用降壓劑不可時，必須接受醫生的治療，一面服用蘆薈。

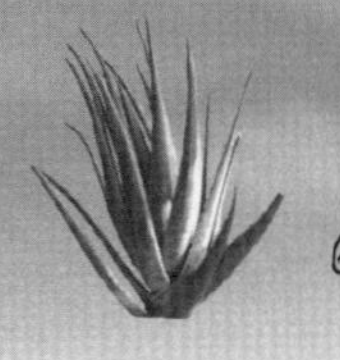

蘆薈的效用是緩慢的，只靠蘆薈欲迅速的降低血壓，是不可能的。

如果不在意蘆薈的苦味，不妨每天嚼食生的蘆薈葉，或者飲用蘆薈的絞汁。假如無論如何也下不了咽，可以想辦法使之容易喝下。總之，必須每天繼續不停的服用。

實例1 高血壓且動輒便秘

由於嚴重的便秘，高血壓病人受到惡劣影響的例子，可說相當多。由於便秘的作祟，以致情緒很壞，胸部有一種被壓迫的感覺，或者心跳加速等。

在這種情形之下，如果每天服用具有緩下劑作用的蘆薈，排便就會很順利，夜晚也能夠從容的入睡。因此，對高血壓症會帶來好的結果。

生蘆薈的液汁，對便秘特別的有效。

實例2 因高血壓而心臟激跳

只要動手做事，心臟就會激烈的跳動，胸部起伏得厲害，叫人感覺到難

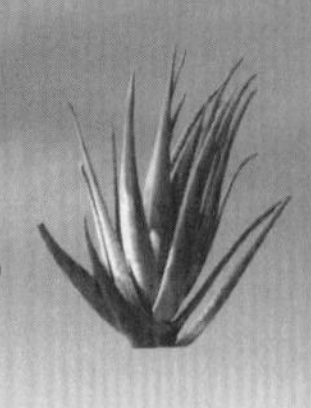

受。

血壓一增高，即會有頭痛的現象，一旦罹患了高血壓之後，很多人都會苦訴各種各樣的症狀。

血壓異常，固然需要接受醫生的診察而作根本的治療。然而，有不少人服用蘆薈後，心跳的現象消失，或頭痛消失於無形等。諸如這種例子非常多，所以，具有高血壓傾向的人，不妨時常服用蘆薈。

【經驗談】**憑飲食療法恢復到正常血壓**

游先生　四十五歲

進入了中年以後，時常會毫無理由的感到疲倦，就是稍微運動身體，也會感覺到氣喘如牛。我的年齡正值壯健期，在不服氣之下接受了健康診斷。結果竟然是高血壓。

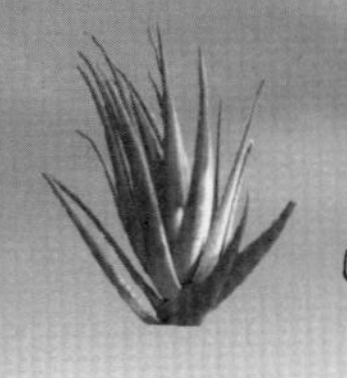

罹患了這種疾病，平常就要特別的小心。除了醫生的處方以外，我也試著服用蘆薈。有時，把蘆薈跟蔬菜、水果等放入果汁機裏打成汁，有時把它切碎，再放入沙拉（生菜）裏面吃，以此展開了日常的餐飲食療法。

托蘆薈之福，我的血壓恢復了正常，再度回到了往日的健康。

七、低血壓

最高血壓在九十～一百釐米（水銀柱）以下，最低血壓在五十～六十釐米以下稱為低血壓。低血壓多見於瘦削型，動作不靈活，臉色不好，表情貧乏的人。如果血壓的數值低，除了早晨較難以起床之外，沒有任何自覺症狀，就可以不必管它。

然而，情緒不好，時時感到焦躁不安，動不動就感到疲勞，不喜歡工作，

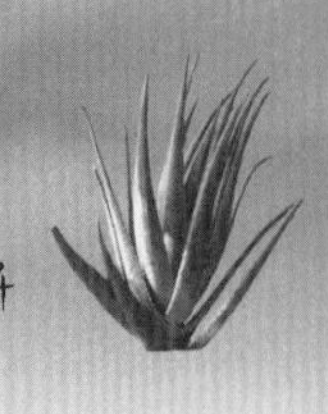

有耳鳴以及眩暈的現象，缺乏食慾，容易瀉肚子或便秘，雖然不致於臥病，但是會影響到日常生活，非治療好不可。

低血壓有所謂的本態性與起立性兩種。

本態性低血壓，並沒有特定的原因，是血流狀態轉壞所引起的。起立性低血壓，是交感神經的機能變異所引起，從坐位（或蹲位）突然站立起來時，由於血壓會下降，以致引起眩暈，嚴重的時候甚至會倒下去。

本態性低血壓的罹患，由於原因不明確，要治療委實不容易，不過，起立性低血壓，只要使自律神經的狀態恢復正常，即可很快的痊癒。

不管是那一種的低血壓，皆與高血壓不一樣，因為它們絕對不會引起嚴重的疾病。但也不能掉以輕心，最好注意養生。

治療低血壓最重要的一點，是積極的改善體質。世上並沒有改善體質的特效藥，所以，你最好打消依賴藥品的念頭。

首先，你不妨試著有規則，而且長期的服用蘆薈。在高血壓那一項講過，蘆薈具有軟化血管的作用。同時，它還有豐富的各種維他命，只要長期服用，

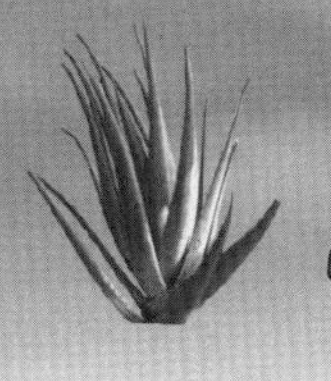

就能夠使新陳代謝活潑，協助改善體質。

低血壓患者，有很多人的消化器機能減低，如果一心想早點治癒，一次服用大量，不是感到反胃而嘔吐，就是瀉肚子。

總而言之，欲速則不達，必須服用適合於自己的份量，有規則而長期的服用，否則只能得到相反的效果。

關於蘆薈的攝取法，就各自想出容易服用的方法。如前面敘述過，嚼食生葉，服用絞汁，煎汁飲用，或用糯米紙包起來吞服也可以。不過，一想到長期的服用，還是使它可口一點比較理想。

例如：使用醬油、酒以及醋醃漬，或和蜂蜜捏成藥丸，甚至連同蜂蜜放入酒裏，製成蘆薈酒也很理想。

最重要的是：不要單憑蘆薈就想把低血壓治好，日常的飲食方面也要講求平衡。無論是什麼事情，都要以積極的態度去應付。

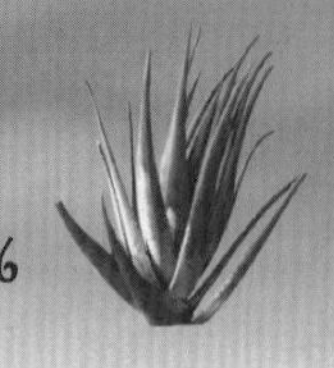

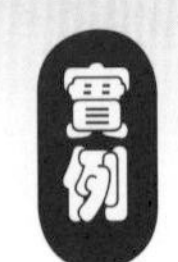

低血壓引起的目眩及倦怠

低血壓的人，從地上急速站立起來時，往往會感到頭暈目眩，急速的動作也不適合，因為全身會感覺倦怠。有些人血壓雖然只有八十左右，然而卻沒有什麼感覺。有些人在過了九十才會感覺到倦慵、不舒服。總之，這方面的個人差異很大。

因此，外行人根據自覺症狀的強弱來下判斷是很危險的，還是要去看專門醫生。低血壓的人內服蘆薈而轉好的例子很多，時常聽到煎蘆薈飲用，或服用蘆薈酒、蘆薈汁等治好低血壓的例子。為了使血液循環良好，洗蘆薈浴是最理想的。如果再併用內服，就很快達到事半功倍的效果。所謂的蘆薈浴是用擦菜板把蘆薈磨成泥狀，再把它放入棉袋裏，封住袋口，放入浴缸裏即可，一點也不會麻煩。

你不妨在庭園或者花盆裏，多栽培一些蘆薈。如此一來，你就可以隨時摘取幾片葉子使用，可說非常的方便。

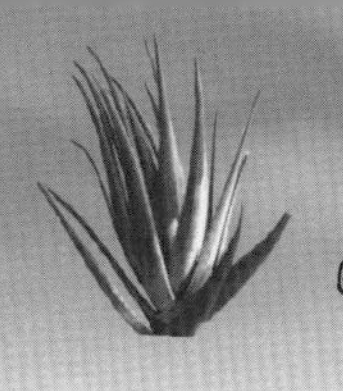

【經驗談】我再也不為低血壓所苦

黃女士　五十八歲

每逢到健康診斷，醫生必定會在表格上填低血壓三個字。我的臉色不好，早晨很難以起床，一到了夜晚則感覺精力充足。

這種現象，嚴重的妨礙了我早晨的家務事，我在煩惱之餘，東想西思，終於決定吃蘆薈試試。

經過了一段時間，早晨起床已經不是苦事了。可能不是血壓升高，而是蘆薈的效果，使我的體力增進了？

血壓依然沒有什麼改變，可是身體變好，以致血壓下降的狀態消失了。一定是我繼續服用蘆薈才獲得了效果。

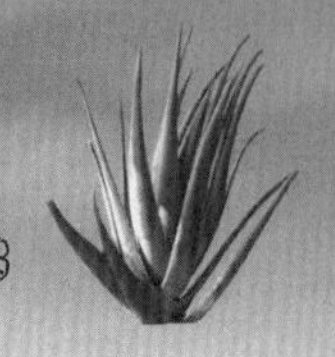

八、痔瘡

痔瘡是國民病之一，俗語說「十人九痔」，由此不難想像痔瘡患者之多。據醫學界統計，成年人將近半數有痔瘡，或有疑似痔瘡。

由於痔瘡長在見不得人的部位，很多人感到難為情而不敢看醫生。強忍痛苦，放置不管的結果，將有出血的現象，重複了多數出血之後，難免會造成貧血。

疼痛及出血轉為嚴重之後，將招致食慾不振，體力跟著衰退。嚴重的時候，甚至步行也會感到困難。

痔瘡有痔核、痔瘻以及裂痔三種。痔核是所有痔瘡中最多見，長於直腸與肛門的部位。長於內側者，在初期並沒有疼痛，不過在排便時會出血。長於外側者，幾乎沒有出血的現象，但是會感到疼痛。

裂痔患者在排便時，堅硬的糞便將使肛門的邊緣裂開，因此有疼痛及出血

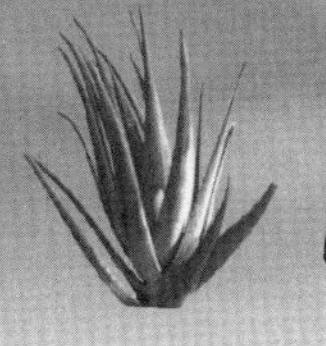

的現象。裂痔現象較多發生於女性。

痔瘻是指長在肛門及直腸下部的膿瘍惡化者。雖然沒有出血及疼痛，但有膿液及黏黏的分泌液排出，相當的癢。

絕大多數由於不斷重複便秘，以致排便時頻頻的用力，經過了一段時間之後，肛門的靜脈就會淤血，形成有如腫瘤一般。

堅硬的糞便切開了這種腫瘤，導致出血及疼痛現象。

痔瘡是蘆薈最能夠發揮效果的一種疾病。有如前面所說，蘆薈能夠治療便秘。痔瘡正是便秘之際，堅硬的糞便傷了肛門所形成。因此，只要糞便軟柔，排便就會順暢，當然也就不會傷害到肛門。

輕微的痔瘡，有時只要治好便秘，痔瘡自然就會消失。就算是相當嚴重的痔瘡，只要治癒便秘，排便時的疼痛也就會無形中緩和許多。

因此，有痔瘡的人最好內服蘆薈，以便先把便秘治好。例如嚼食生葉，服用絞汁等，攝取的方法任你選擇。

不過有一件事非遵守不可，就是剛開始時，不宜一下子就服用很多。如果

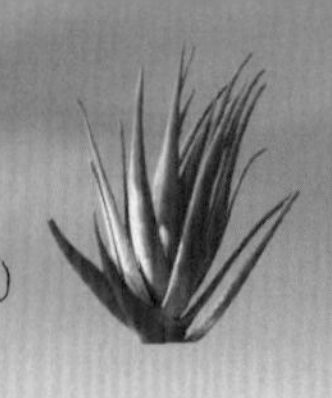

一下子服用太多，一定會引起瀉肚子。

蘆薈的內服，如果能同時併用外敷，效果將會倍增。

外敷用法，就是把蘆薈的汁塗抹於患部。蘆薈所含有的蘆薈烏羅辛具有消炎效果，而且維他命K又能夠使血液凝固。只要塗抹蘆薈汁，炎症就會消失，出血會被抑制，也比較快痊癒。

外用的方法，在塗抹蘆薈汁以前必須入浴（至少要把患部洗滌），以便保持患部的清潔。

接著，用一塊脫脂綿吸飽蘆薈汁，再把它塞入患部，上面覆蓋一條紗布，最後用橡皮條固定好。

蘆薈生汁會強力的刺激患部，以致疼痛難當。因此在絞汁以前，不妨把蘆薈葉放入熱水裏燙一下，取出來後再絞汁，或者使用絞汁上面的澄清液塗抹，就可以減少刺痛。

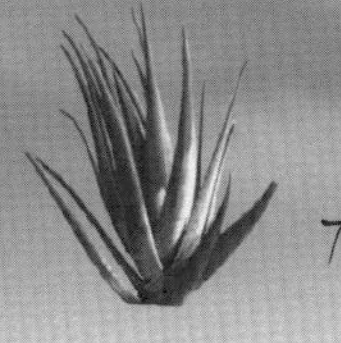

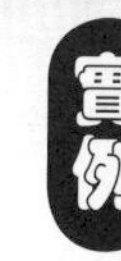

被痔瘡與便秘困擾的人

有一位婦女被痔核與便秘困擾不已，尤其是到了晚秋與寒冬之際，痔瘡更形惡化，使得她眉頭深鎖。

待她懂得內服蘆薈葉的葉肉之後（每天服用），便秘就很快的消失了，僅僅在三個月之內，痔瘡也霍然而癒。

由於蘆薈很苦，她用糯米紙包著，在飯後服用。如今她已經變成了蘆薈迷。

【經驗談】蘆薈是痔的救世主

許先生　五十六歲

以前，我曾經聽聞痔瘡有多折磨人，然而，萬萬也料想不到它會使人疼痛難當，叫人求生不能，求死不得……。

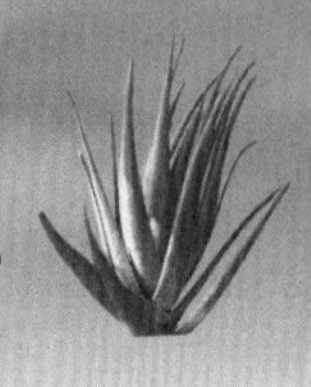

據說，痔瘡罹患率很高，我竟然也是不幸的人群中之一，嚐盡了道不出的苦楚。

可是，那種疼痛實在叫人難以忍受，在決定開刀以前，我放棄了一切使用過的藥品，試用蘆薈。

其實，往日扁桃腺腫脹時，我曾經試用過蘆薈，效果非常令人滿意。我如今依樣畫葫蘆，外用兼內服。我服用蘆薈葉的絞汁，再用一塊脫脂綿吸飽絞汁後，把它貼於患部。僅僅經過了一個星期，疼痛就消失了。

九、頭痛

頭痛，有時是因高血壓、腦腫瘍、腎炎等的疾病，或者眼、耳、牙齒等的異常，及勞累過度等明顯的原因所引起。

不過，亦有不明顯的原因而引起。前者的症狀，除非治好疾病的原因，否

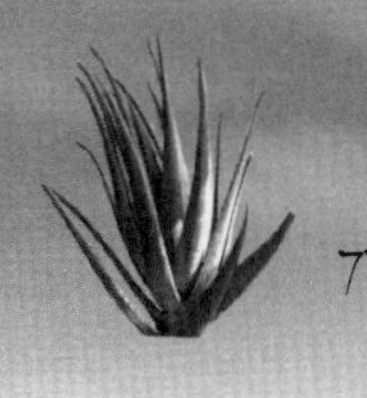

則頭痛是永遠好不了的。

沒有明顯原因的頭痛，亦被稱為偏頭痛，特徵是頭的一邊，或兩邊，或後頭部咻咻地發痛，嚴重的時候甚至會有噁心現象，或真的嘔吐。

諸如這種的頭痛，往往是因精神方面的過度緊張、疲勞、失眠、天氣或生理的變化所引起，比較多見於婦女。

這種頭痛，可服用鎮痛劑或精神安定劑止痛。不過話又說回來，這種藥品只能夠一時的止痛，隔不久以後，仍然會重複好幾次的發作。

由此可見，一時的止痛並沒有用，最好努力著把容易引起頭痛的體質改善。為了達到這個目的，長期服用蘆薈最有效果。

蘆薈具有軟化血管的作用，只要持續的服用，就能夠使血行順暢。頭痛是血管的擴張或收縮所引起，因此，一旦血行順暢，疼痛就能夠自然的減輕許多。

據說，一向有頭痛的人，胃腸也比較衰弱。如果保持長久服用蘆薈的習慣，胃腸就會不知不覺轉為強健，新陳代謝也會趨於活潑，自律神經的作用也

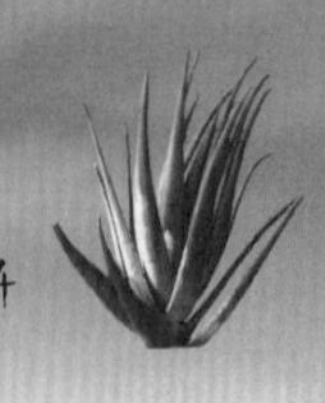

會趨向安定，頭痛就不容易發生。

如此，身體狀況改善之後，精神狀態也會跟著改善，夜晚自然能入眠，頭痛更不會發生了。

至於蘆薈的攝取法，可以各憑所好。除了嚼食生葉，服用絞汁以外，尚可以採用油炸的方式，或醬漬的食法。總之，你可以採取自己喜歡的食法。

【經驗談】耐心的使用蘆薈，使頭痛減輕

王女士　三十八歲

經常頭痛的人，總是令人感到他（她）可能是一個歇斯底里的人。我本人也不例外，那種頭痛欲裂的症狀，除非當事者，不然是無法領會到的。

那一顆頭，痛起來，我可什麼都顧不得了！因此，做夢也一直想把它治好。而且，抱著姑且一試的心理，用遍了各種藥品，

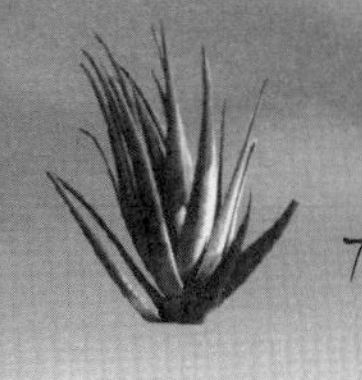

結果還是不了了之。

或許，註定我要走出霉運了吧？隔壁的先生叫我不如試試蘆薈，他甚至教我服用的細節與方法。他還說，不要急著想把頭痛治好，慢慢來，我只好遵照他的吩咐長期服用。

結果呢？蘆薈真的救我出了苦海。我的確不停的服用了一段時間。如今，我的頭痛再也不曾發作過，人也感覺到清爽多了。

十、感冒

感冒這種病……總是被認為是沒啥要緊的小毛病。其實啊……，它一旦嚴重起來，就會發展成肺炎、支氣管炎、其他呼吸器官疾病、腎臟病，甚至風濕病！由此可見，不可忽略感冒。

高中或大學的考生，往往會感覺到運動量與睡眠的不足。因此體力也顯得衰退。體力一旦衰退，消化吸收力也會跟著削弱，當然就會造成容易腹痛或感

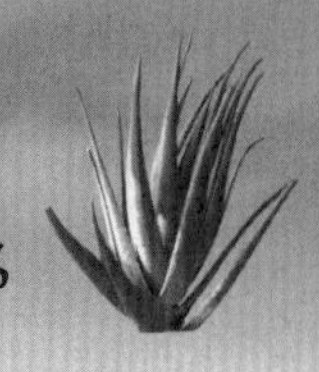

冒的狀態。

感冒是因病菌所引起，這一類的病菌在空氣中極多。可是我們為何不會時常感冒呢？那是因為我們體內有抵抗力。

然而，一旦身體的抵抗力減弱，立刻會受到病菌的侵犯，以致罹患感冒。因此，對抗感冒的最好方法是，平常就養成身體的抵抗力。

繼續服用蘆薈，血液循環就會更好，自律神經系的作用趨向安定，胃腸的機能改善，抵抗力就會倍增，自然就不會輕易感冒了。

就算平時沒有服用蘆薈，只要感冒後服用，感冒就能夠好得快。

這到底是為什麼呢？那是因為蘆薈的成分具有削弱病菌的活動力。加上蘆薈成分的蘆薈烏羅辛具有消炎作用，能夠消除咽頭、喉頭的炎症，甚至還有祛痰作用，所以，感冒時只要飲用蘆薈，就能立刻感覺到舒服多了。

服用的方法並不限於那一種，不過感冒時，或似乎將感冒時，最重要的是保持身體的溫暖。因此，勸大家加溫之後再服用。

例如，把蘆薈的絞汁倒入熱開水裏，加入一些蜂蜜，或在蘆薈酒裏加入一

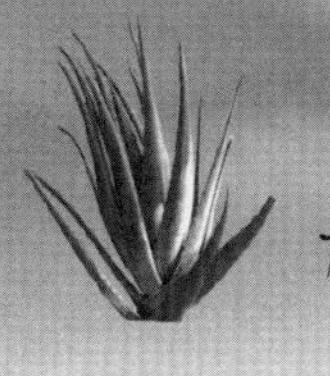

些熱開水，再放入檸檬片、砂糖等，製成熱的蘆薈酒飲用。如此不但容易喝，而且身體也會感覺到暖烘烘的。

又如痰多時，可以用蘆薈絞汁溶解蜂蜜或水飴飲用。水飴將與蜂蜜發生相乘的效果，很快的就能夠達到祛痰的效果。

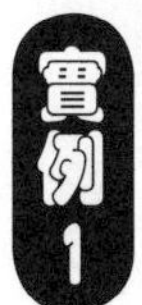

用檸檬或水飴沖薄治療孩童感冒

凡是自宅的庭園栽培很多蘆薈的人，好像都能夠把它派上各種不同的用場。

有些人，不僅懂得利用蘆薈製造藥酒、使用蘆薈來沐浴，更能夠利用它來製造蘆薈茶，以及孩子喜歡吃的蘆薈飴等。

所謂的蘆薈茶，是把蘆薈的葉子切成細碎片，置於通風處陰乾後，再裝入瓶子裏。要飲用時，可以取一些放入茶杯中，注入滾熱的開水，掩上蓋子，過幾分鐘就可以喝了。

至於蘆薈飴，是把蘆薈磨成泥狀，再絞出汁液，然後把它放入三～四倍量

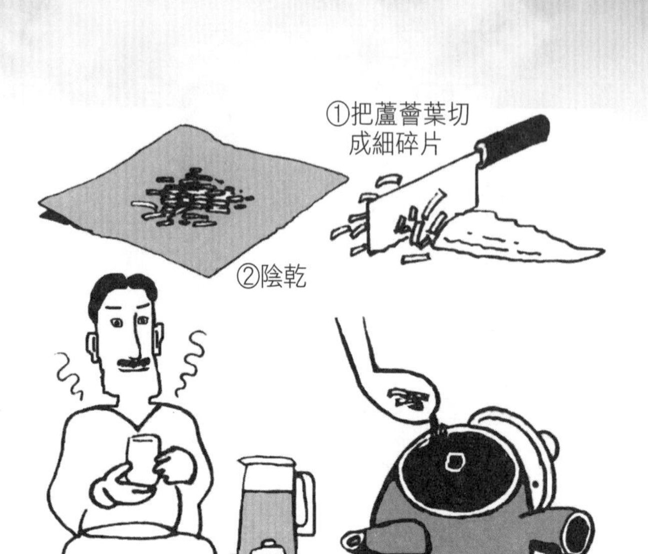

③有如泡茶般的處理、飲用

的水飴裏，用文火熬成。無論是蘆薈茶，或是蘆薈飴都有能夠長久保存的好處。而且蘆薈的有效成分並不怕高熱，因此，可獲得與生嚼蘆薈葉相同的效果。

孩童感冒傷風時，不妨給他們蘆薈飴吃，待他們吃膩了蘆薈飴以後，再用蘆薈茶加砂糖與檸檬汁給他們喝。蘆薈是可以善加以活用的。

住在溫帶地區的人，可以直接在庭園種植蘆薈。不過，居住在寒冷地區的人，就沒有這種福氣。但是，只要準備能夠避開霜雪的簡單

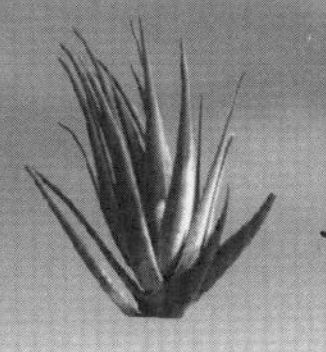

溫室，也能夠經年的栽培蘆薈。

為了家人的健康，只要有一小塊空地，或買幾個花盆，即可種植萬靈丹似的蘆薈。

蘆薈水飴之類的食品，可說是最適合於治療孩童的哮喘症與感冒的靈藥。

實例2 伴有嚴重咳嗽的感冒

在現代社會裏，體質孱弱的孩童相當多，一到了寒冬的乾燥期，就經常會患伴有嚴重咳嗽的感冒。愛子心切的母親，用蘆薈生葉絞汁，在汁中放一些蜂蜜，用滾熱的開水沖泡，每天不斷給孩子喝。

尤其是到了夜晚，入寢之後咳嗽會顯得更為嚴重。因此，每天就寢前，都會給孩子半杯蘆薈蜂蜜茶喝。喝下蘆薈蜂蜜茶的當天，咳嗽的次數就顯著的減少了，到了第三天就差不多不咳嗽了。據孩子的母親說，醫生給孩子打針以後，熱度雖然會退散，但是，咳嗽卻仍舊難以好轉。服用蘆薈蜂蜜茶之後，卻有如奇蹟般的痊癒了。

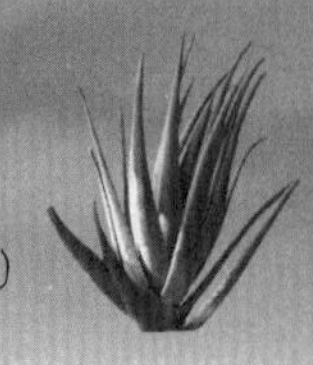

蘆薈對止咳是很有效的。因此，這種的利用法也可以推廣。不喜歡甜味的老年人，不妨煎煮蘆薈飲用。

【經驗談】經過兩、三天喉嚨就好了

黃先生　五十六歲

我遺傳了父親高血壓與母親扁桃腺的衰弱體質。一直到今日，我仍然繼續的在治療高血壓，而且一旦得了感冒，扁桃腺就會腫起來。

每當感覺到喉嚨不舒服時，我就會嚼食一、兩葉生的蘆薈。在就寢前，取下蘆薈果凍狀的部分，切成薄片之後，用來濕布喉嚨。

只要繼續做兩、三天，除非很嚴重，都會很快痊癒。

咳嗽時，我就把蘆薈磨成泥狀，含在嘴裏喉嚨的入口處，然

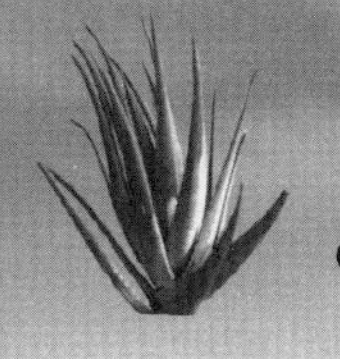

後慢慢的嚥下去。換句話說，藉著蘆薈的外用與內用，從喉嚨的內外夾攻，更有效果。

十一、哮喘

只要哮喘一度發作，呼吸就會變成困難，呼吸時發出「咻！咻！」聲，好像呼吸非常的困難，又叫人耽心呼吸會隨時的停止。哮喘有感染性、過敏性、心因性等，目前，過敏性的哮喘，以及精神緊張的心因性哮喘似乎在增加。實際上，我們不如說，種種原因糾纏在一起，以致引起了哮喘病。

成為哮喘原因有好幾萬種，然而時到如今，醫學界仍然拿不出有效的根治法。

哮喘的症狀嚴重時，醫生會使用副腎皮質素的藥品，然而這種藥是有副作用的，一旦中止使用就會再發。

因此，欲治療哮喘，必須先改善過敏性體質，以及精神容易緊張的弱點。

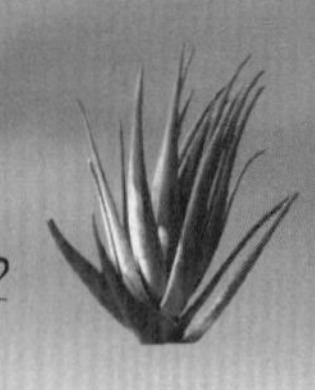

精神的緊張所以會顯現於身體，總是在身體狀況不良的時候。由此看來，使身體健康，是治療哮喘的根本方法。

蘆薈並非能夠消除哮喘的直接原因，而是在長期服用之後，體質能夠獲得改善。

同時，蘆薈也含有安定精神的物質，自然就有減輕發作的效果。

成年人服用的方式可根據個人的愛好，如欲給孩童服用，不妨減輕蘆薈所特有的苦味，例如：在蘆薈絞汁裏加入蜂蜜或砂糖等。

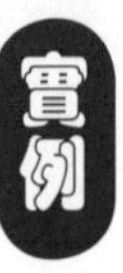

哮喘伴有痰也有效

哮喘症有很多種。如：支氣管性哮喘、心臟性哮喘、神經性哮喘等。

大量抽菸的人，以及寒帶地區在戶外作業的人，比較容易罹患哮喘症。

伴有痰的哮喘症，一旦喉嚨有痰卡住時就會咳嗽，痰消失，哮喘也就會暫時的停上。激烈的咳嗽很消耗體力，尤其是高齡的老年人。嚴重的哮喘有導致死亡的危險。因此，卡在喉嚨的痰，最好盡快把它去掉。

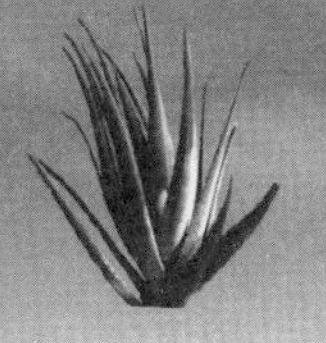

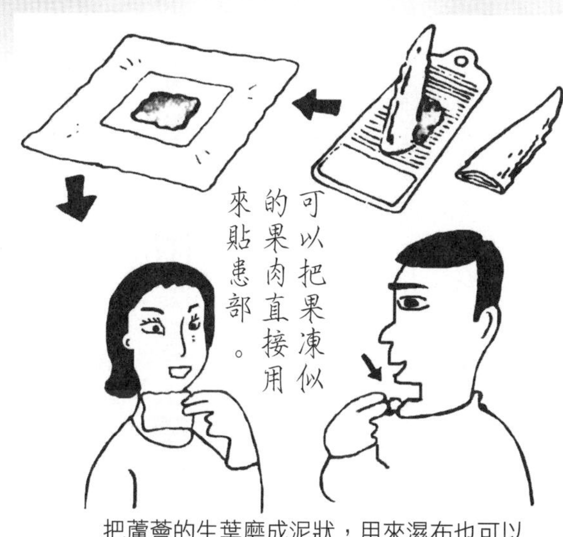

把蘆薈的生葉磨成泥狀，用來濕布也可以

蘆薈有殺菌能力，更具有中和細菌毒性的作用，亦可以祛痰。由於具有使血行良好的作用，如果能夠與內服併用，在喉嚨濕布蘆薈，就更理想不過了。尤其是支氣管性哮喘，蘆薈能夠促進氣管內黏膜的活動轉為活潑，並且能夠促使黏液大量的分泌。

蘆薈濕布的做法很簡單。只要用擦菜板把蘆薈的葉子磨成泥狀，再用棉布包好，貼在喉嚨即可。其實，不必用擦菜板磨成泥，只要取蘆薈葉裏的肉（像果凍似的東西），直接貼在喉嚨就行了。

除此以外，洗蘆薈浴也有效。

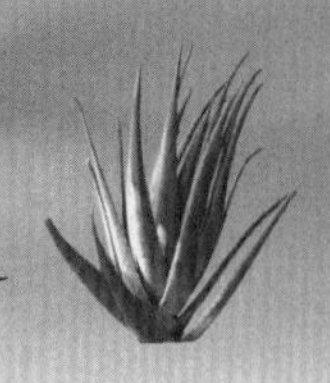

至於內服的方法，可以把蘆薈葉切成細碎片，用來煎茶服用，或者直接放入熱開水裏也可以。如果不怕蘆薈的苦味，嚼食蘆薈生葉也很有效。不過，剛開始的人由於不習慣，還是用蘆薈來煎茶服用比較好。

【經驗談】用蘆薈生葉克服了小兒哮喘

孫女士　三十五歲

我的女兒已經上國小二年級，生下來時她的體質非常的虛弱，一年到頭不是感冒、熱性痙攣，就是支氣管哮喘。幾乎四季裏都在跟醫院打交道，叫我感到煩惱萬分。

尤其是她的哮喘症特別的嚴重，一咳嗽起來，吃下去的東西都會吐掉。

我的丈夫告訴我蘆薈的神效，聽到了以後，我立刻付之實施。只要女兒稍微發熱，開始咳嗽，我就給她喝一些蘆薈汁，隔

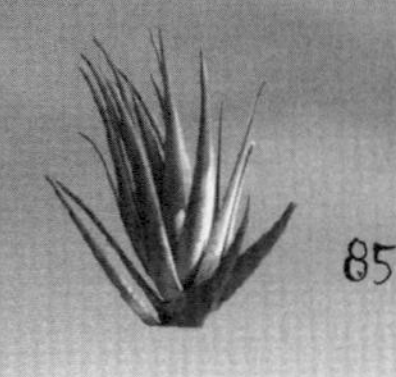

一段時間給少許，一直到夜晚睡覺為止。

如此一來，她夜晚就能夠睡得好好的。翌日，叫人耽心的症狀也不復出現，看了她精神抖擻的樣子，我才舒了一口氣。目前她已經恢復了健康，每天都能夠正常上學了。

十二、糖尿病

糖尿病是因為胰臟內分泌液的胰島素感到不足，以致於被攝入體內的糖分不曾被處置，完全隨尿液排泄出來。症狀是頻尿、多尿、口渴、倦怠，以及容易疲勞等。

不過，上述的症狀也會在別的疾病出現。為了正確的瞭解病情，必須到醫院檢查血糖值。

總而言之，到了中年以上，一旦出現上述症狀，必須懷疑為糖尿病。然而最近年輕人也有不少人罹患糖尿病。

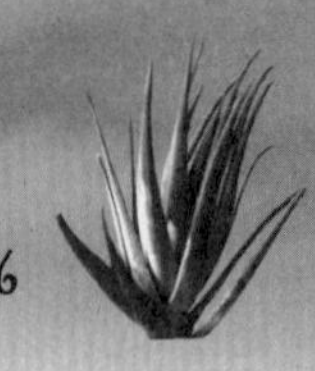

據說，糖尿病是隨著飲食生活歐美化，攝取高熱量的食物，肥胖者增加之後的副產物。

罹患糖尿病後，性慾就會跟著衰退，有時會導致陽痿（糖尿病並不一定會使人變成陽痿），甚至會導致失明。而且也容易併發其他的疾病，例如，腎臟病、神經痛、心臟病、高血壓以及皮膚病等。

糖尿病實在是叫人恐懼的疾病。然而，只要在症狀還未變成嚴重之前，遵從醫生的指示，限制飲食，限制體重，並實施運動療法，就能夠過一般普通的生活。

糖尿病轉為嚴重，除了飲食以及運動療法外，還得打針及服藥，以補充胰島素的不足，只要能夠繼續做到這一點，仍然能夠跟普通人一樣的生活。

飲食療法，如果能併用蘆薈內服，將能夠收到事半功倍的效果。

蘆薈能夠使新陳代謝轉為活潑，是它能夠消除多餘脂肪，自然就解除糖尿病因素之一的肥胖。

除此以外，又能夠強健腸胃，使血液循環更好。逐漸的，血糖值就會降

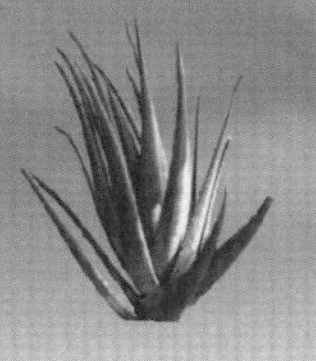

低。不妨長期的服用，以便控制糖尿病。

實例　使糖尿病的血糖恢復正常

糖尿病的症狀是尿裏有糖質，或者血液中的糖分增多等。有人服用蘆薈消除了這些異常。他們只不過是嚼食蘆薈的生葉，喝蘆薈的汁液而已。總而言之，每天繼續此種極簡單的服法，終於獲得了很好的結果。

糖尿病是胰島素分泌發生障礙。然而，胰臟以外的原因，有時也會引起相同的症狀。總之，是一種新陳代謝的異常所引起的內分泌系統的毛病。

由此看來，能夠使血行轉為良好，並助長新陳代謝的蘆薈，自然也對治療糖尿病有所幫助。但是，只服用蘆薈是不能把糖尿病完全根治，必需接受專門醫生的治療，並有規律的服用醫生的藥方，遵守飲食方面的限制。鼓勵糖尿病患者，除了服用醫生的藥方之外，每天仍有恆的服用蘆薈。因為糖尿病是很難治癒的一種疾病，也是必需長期靜養的一種疾病。

即使尿中的糖分減少，血液中的糖值恢復正常。但在短期內，還是必需注

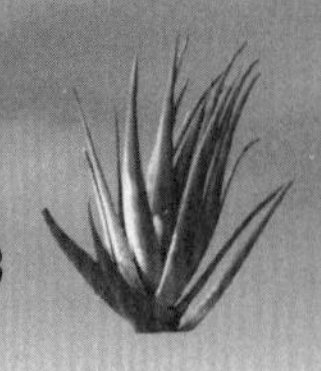

意飲食，蘆薈的服用也最好繼續。

蘆薈能夠使胃及腸的機能轉為良好，並治好惱人的便秘。亦能夠使全身的血行順暢，促進新陳代謝，使身體各部的機能恢復，以預防糖尿病的復發。

蘆薈可以放心的長久服用。不必耽心有什麼後遺症，因為它完全沒有副作用。

【經驗談】我得到了萬能藥草

葉女士　四十九歲

娘家的母親寄給我一盆古怪的植物，附帶寫了幾個字「這就是蘆薈，它能夠治療百病」，這就是我第一次跟蘆薈相遇。那時，我丈夫得了糖尿病，我自己也得了所謂「特發性血小板減少性紫斑病」。

醫生說得了這種疾病的人，止血能力比一般人弱，而且又容

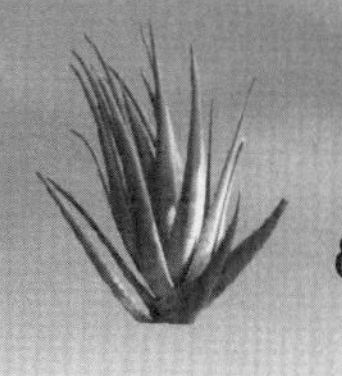

易流產。我就像一個在黑暗中摸索的人，突然看到一盞明燈似的，叫丈夫飲用蘆薈的絞汁，我自己也跟著喝。約經過了半年，我丈夫的血糖值開始下降。那時我不慎燙傷了皮膚，可是我相信蘆薈有效，不曾去看醫生，只用蘆薈濕布，不久竟然痊癒了，而且沒有留下痕跡。

從此以後，我們更狂熱的愛用蘆薈。

十三、肝臟病

肝臟的疾病有急性、慢性肝炎、血清肝炎、肝硬化、膽石、膽囊炎等。急性、慢性肝炎是暴飲暴食，攝取了有害物質，而使肝臟增加過度的負擔而引起的。

血清肝炎是因為輸血而引起的病毒感染。這些肝炎如果不曾察覺到，或者放置不管，就會演變到肝臟一部分硬化的疾病，也就是肝硬化。

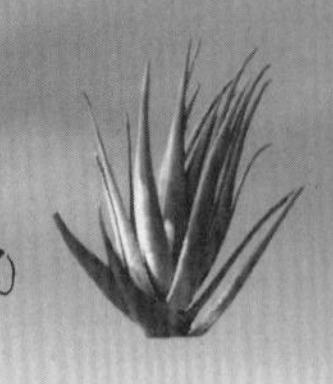

肝硬化是一種會致命的可怕疾病。肝臟可說是人體器官之中最為複雜，一旦罹患疾病就很難痊癒，就算痊癒，亦很容易再發，這正是肝臟的特徵。

肝臟變壞，就會有噁心、腹痛的現象，食慾也會跟著消失。因此，很容易被誤以為是胃腸病，在斷斷續續服用胃腸藥的期間，症狀往往會轉為嚴重。

一旦有了這些症狀，就要及早到醫院接受檢查，確定是否肝臟病。

肝臟最重要的一項功能，就是把從體外攝入的有害物質分解，變成無害的物質。

蘆薈具有解毒作用，服用蘆薈能夠幫助肝臟的功能。又如，便秘持續下去之後，有害物質就無法跟糞便一起排泄出來，反而會被吸收。服用蘆薈，由於它的整腸作用，排便就會變得順暢，危險自然就會減少。

況且，蘆薈又能夠提高身體的新陳代謝，使血行轉為更好，抵抗力無形中會增強，就算罹患了肝臟病，亦能夠提早恢復健康。

蘆薈的攝取法，除了嚼食生葉，飲絞汁、煎汁、粉末、錠劑等，亦可製成蘆薈酒飲用。不過，肝臟病的人最好避免喝蘆薈酒，因為酒精會增加肝臟的負

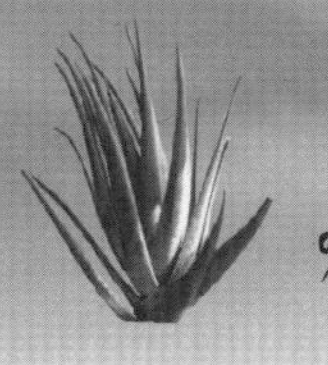

擔，招來相反的效果。

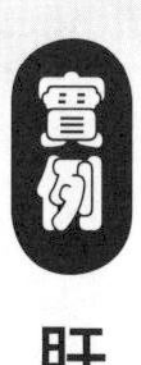

肝病所引起的肩膀酸痛、懶倦

患有肝病（慢性肝炎）的人，服用蘆薈以後，容易感到疲倦的現象消失，肩膀也不再酸痛了。

據說慢性肝炎的人，並沒有很強烈的自覺症狀，然而並非永久如此。有時也會感覺到全身倦傭無力，只要稍微勞動就會感覺到疲倦，老是感到力不從心。

有時候肩膀發硬，感覺到酸痛，以致連自己的身體也不能自如的操縱。

肝臟是一個很勞累的器官。它要負責營養的代謝、貯藏、毒物的分解、血液的流滯等工作。一旦發炎，這些功能變成遲鈍之後，身體各部都會顯示出惡劣的影響，以致體力衰退。

蘆薈具有解毒作用，就算不能根本的治好肝病，亦能夠從側面幫助肝臟，並補助肝臟的功能。

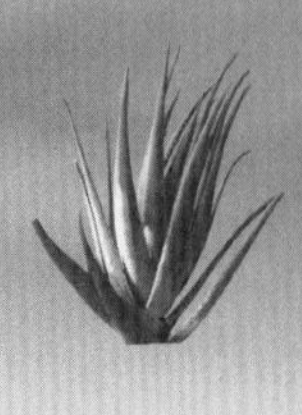

只要像這個例子的病人，每天不斷的服用蘆薈，就能夠消除容易疲勞的毛病，並且使肩膀酸痛、發硬等消失於無形。

換句話說，在治療肝病之際，蘆薈能夠發揮提早痊癒的效果。除了蘆薈汁之外，像嚼蘆薈的生葉，或服用蘆薈錠劑也可以。只是肝病最忌酒類，因此，不宜服用蘆薈酒。

服用蘆薈的同時，最好也去看專門醫生，以便接受根本性的治療。

【經驗談】最初我是半信半疑……

林先生　三十五歲

我是在市中心區某公司營業部上班的職員之一。工作方面一向很順利，時常有應酬，喝酒是難免的。由於工作太忙碌，我幾乎沒有時間感覺到疲勞。

想不到不久以前，我逐漸的感覺到倦怠，食慾不振、性慾也

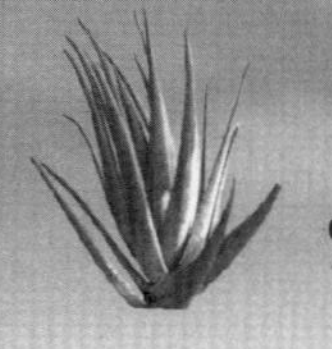

跟著衰退了。接受醫生的診察，才知道是「肝臟障礙」。雖然我不停的接受治療，但卻是久久不能轉好。

就在我失望時，有人教我服用蘆薈看看，我在半信半疑之下試食。果然經過了不久，我感覺到體力增進了不少。接著我時常帶著蘆薈的葉子，再隔一小時嚼食一次，這樣經過了一個月，我重新獲得了健康的身體。

十四、暈車船

好不容易才享受到的假期旅行，一旦被車船整得頭昏目眩，那就毫無快樂可言了。

自律神經系敏感的人容易暈車船，因為耳朵深處主司平衡感覺的地方，對車船的搖晃引起過度的反應。在輕微時，只會打呵欠，人稍微感到不舒服，一旦變嚴重，頭部就會開始疼痛，甚至出冷汗、噁心，或嘔吐等。

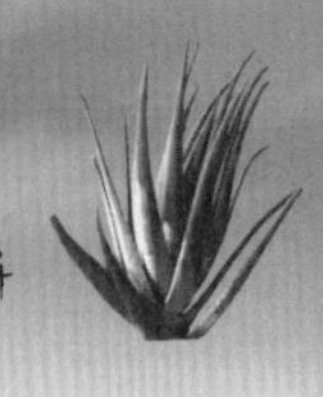

市售的止暈車船藥，是使耳朵深處的平衡神經作用轉為魯鈍，藉以預防暈車船。主司平衡感覺的部分，遇到身體狀況不好，尤其是胃腸功能不良時，即會引起敏感的作用。因此，欲避免暈車船，就得保持胃腸功能的健康。

同時，要注意睡眠的不足、疲勞等，最重要的是，勿使身體狀況變壞。那些會暈車船的人，都有「自己一坐車船就會暈」的強迫觀念。因此，在坐車船以前，最好實施深呼吸，使自己的情緒安定，切勿落入自己會暈車船的暗示。

從以上的觀點看來，蘆薈對暈車船確實能夠發揮效果。

蘆薈能夠調整胃腸的機能，只要服用它就可以消除暈車船的一個條件。同時，它還有鎮靜作用，可使神經安靜下來，不致於落入自我的暗示。

平常只要服用蘆薈，就能夠改善暈車船的體質。如果在搭乘車船以前，嚼食生蘆薈（數公分長就夠），即有預防的效果。就算已經坐了車船，少許地嚼食蘆薈生葉也有幫助。

長期旅行的時候，不便攜帶蘆薈生葉。可以把蘆薈製成粉末，或再用蜂蜜

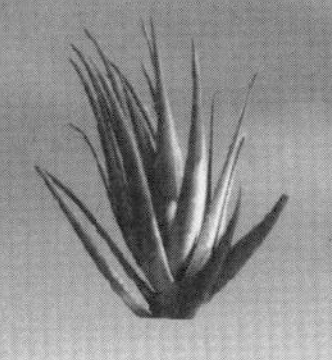

把蘆薈粉末捏為丸藥，就很方便攜帶了。

【經驗談】只要生嚼蘆薈，坐車就可放心

郭女士　三十六歲

不知何故？我自幼就很怕坐車船，人家搭車旅行時有說有笑，興高采烈的，而我卻一臉蒼白，苦不堪言。而且我的胃腸又一向不好，所以從來就沒有活潑的蹦跳過。就因為如此，我更急切的想跟一般人一樣的健康。

前後我試過了很多種的健康法，其中以蘆薈的效果最好。每天有規則的生活，再加上服用蘆薈的結果，內臟轉為強壯。

我本來最害怕的車船，再也不能奈何我了。據說，暈車船是自我暗示的結果。這一點我也有同感，我對蘆薈深信不疑的態度，或許也在暗中幫了我不少忙。

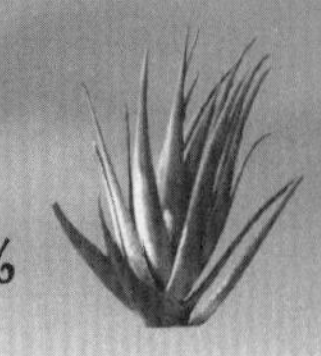

十五、宿醉

宿醉也就是急性的肝臟病，前一天大量喝酒，以致肝臟無法全部的把它們分解，把它們原封不動的交給其他器官的結果，引起的中毒症狀。結果，頭部發痛、眩暈、胃部翻滾，並且有噁心的現象，這就是典型的宿醉症狀。

喜歡喝酒的人都有一套宿醉的消除法。有人說宿醉時再喝酒即能解醉，亦有人認為宿醉時早上洗澡最好。甚至有人吃梅乾喝熱茶，還有人嚼生的檸檬片，喝鹽水。可是這些方法都比不上蘆薈有效。

欲治療宿醉，必須先解除肝臟的過度負擔，並且恢復它的機能。有如在肝臟病那一項敘述。蘆薈有解毒作用，只要服用它，機能減低的肝臟會再度變成活潑。

又如，胃腸也被迫消化大量的酒精與食物，以致顯得非常的疲倦。此時服用蘆薈，它所含有蘆薈素——蘆薈米琴等的苦味成分會刺激胃的黏膜，使胃腸

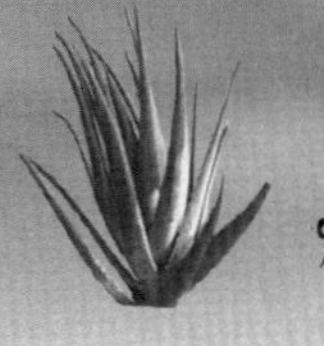

的活動再度恢復。如果胃黏膜潰爛，引起輕微炎症的狀態，蘆薈烏羅辛將發揮它的效果。同時，蘆薈中鎮靜神經的成分將使當事者好受一些。

服用法不拘，可依據個人的愛好。不過，宿醉的人消化力也相對的變弱了，最好弄成易於服用，同時也要顧慮到容易消化。

例如：放入果汁裏打成汁，再加入一些蜂蜜調味，或者製成粉末，沖入熱開水，使它變成蘆薈茶等，就容易服用了。

欲放入果汁機裏打成汁，可以加入一些小松葉等其他的綠葉蔬菜，效果將更好。

【經驗談】**我越來越能喝酒**

賴女士　四十八歲

我們一家人都是蘆薈的信徒，我的丈夫一向喜歡灌黃湯，喝得酩酊大醉，不省人事是家常便飯。有一次，他竟然迷迷糊糊的

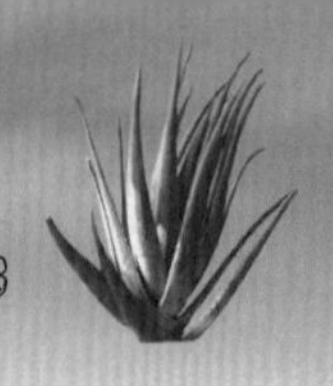

騎走了別人的腳踏車，以致被警察帶走。

自從試飲蘆薈之後，他更會喝酒，但是，叫人不可思議的是他不再宿醉了。而且連老毛病的神經性便秘也痊癒了。我兩個寶貝女兒也遺傳了她們父親的便秘症，面孔上老是有長不完的青春痘，以及各種的皮膚毛病。

由於她倆也服用了一段時間的蘆薈，如今，面孔上已經沒有面皰，同時，臉色也轉好，她們的同學戲謔的說，她倆是蘆薈的美容師呢！

十六、燒燙傷

燒燙傷是蘆薈最有效的外傷之一。但是，並非任何一種火傷都是蘆薈所能夠治療的。一度（皮膚發紅、腫了起來），或二度（有水泡）程度的燒燙傷，使用蘆薈，在家庭裏治療是可以的。如果是三度（燒焦，或者凝固成白色）燒

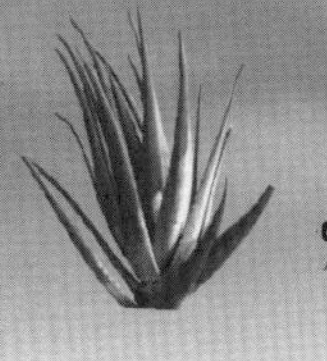

燙傷，就要迅速的接受醫生的處置。

就算是一度或是兩度的燒燙傷，如果範圍太廣，仍舊需要醫生的處置。為什麼呢？因為燒燙傷的程度嚴重，或者範圍太廣，將有陷入呼吸困難的危險。

我們時常聽到，燒燙傷的面積佔身體的幾分之幾，皮膚就無法呼吸，以致因呼吸困難而死亡。事實上，人類從皮膚吸入的氧氣只有些微而已，就算皮膚完全不呼吸，也不致於影響到呼吸。事實上，燒燙傷的休克症狀才會引起呼吸困難。

炸東西時熱油濺到手腳、臉孔，手腳碰到滾開水，或不慎觸到滾熱的東西，諸如這類，日常時時碰到的燒燙傷，只要使用蘆薈就可以很有效的治療。很多親身體驗的人都說，使用普通的軟膏，燒燙傷痊癒以後會留下黑疤，而使用蘆薈，根本就不會留下黑疤。

在受到燒燙傷時，傷口塗抹蘆薈的同時，如果能嚼食蘆薈葉，因燒燙傷而激動的心情會安靜下來，使你能夠很冷靜的處置，這也說明了蘆薈的效果。

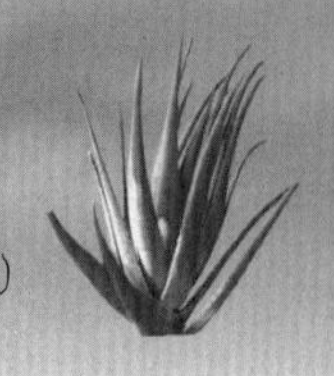

前面業已說過，蘆薈具有消炎效果，它裏面的成分能夠對燒燙傷直接發揮效果。同時，蘆薈水楊酸酯的成分將可防止細菌感染。

燒燙傷後的處置錯誤，或實施不適切的民間療法，將會引起細菌感染，反而會使燒燙傷惡化。如果使用蘆薈，就可以防止這種弊端。

另外，蘆薈還有皮膚組織的再生效果，使用它治療燒燙傷，傷口的部分會隆了起來，能夠早日痊癒，而不會留下疤痕。

目前，市面上已經有使用蘆薈製成的軟膏。然而，放置一盆蘆薈在廚房比較理想。因為一旦燙傷，就可以就地立刻使用。

被燙傷時，不要慌張，立刻把患部沖涼。與其使用冰等，不如利用自來水龍頭長時間的沖冷水，如此效果比較好。

接著緩慢的把患部的衣服剝開，割下一片蘆薈的葉子，取切口流出的果凍狀液體，塗抹於患部。

在這麼做以前，必須把蘆薈葉放入滾熱的水裏燙燙，以便消毒。把果凍狀的蘆薈液體塗抹於患部之後，再覆一塊紗布，最後包紮起來。至於果凍狀的液

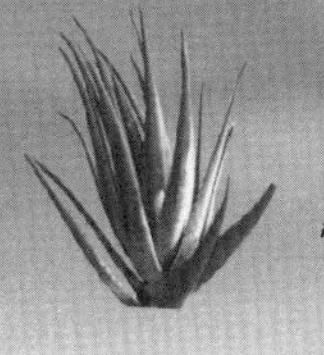

體，必須重複的塗抹幾遍。

又如：眾多人所說一般，只要嚼食蘆薈的生葉，情緒就會安定下來，這是因為蘆薈含有鎮靜作用的成分。

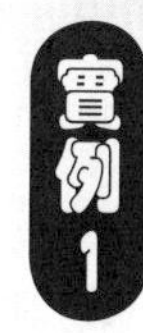

實例1　海水浴的灼傷及燒傷有效

夏季到海灘弄潮，或者游泳，在太陽光下曝曬過久，皮膚就會被強烈的紫外線灼傷。一旦灼傷了皮膚，頸部與肩膀一帶就會感覺到陣陣灼痛。如果情況比較嚴重，往往會形成水泡，並且會脫皮。

此時，只要把蘆薈葉肉的汁液，反覆的塗抹灼痛的皮膚，灼痛就會很快的消失。利用蘆薈軟膏塗抹亦可。也有人把蘆薈軟膏當成防曬膏使用。

你千萬別以為被太陽灼痛皮膚算不了什麼，如果放置不管，將連續疼痛好幾天，不但叫你無心做事，甚至由於皮膚灼痛發熱而無法穿內衣。有時，灼痛的皮膚會發高熱，令人非常難受，以至夜晚無法成眠。遇到這種情況，最好立刻塗抹蘆薈汁，或塗抹蘆薈軟膏。使用蘆薈汁塗抹時，只要乾了，就要再塗

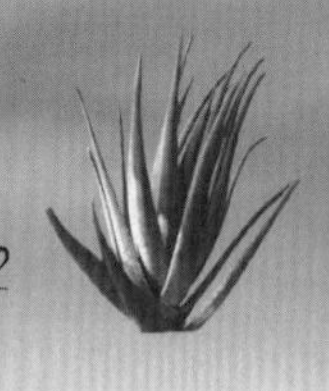

抹，重複的塗抹三次左右。皮膚的灼痛就會減輕不少。

不慎被沸滾的水，或熱油燙傷時，只要塗抹蘆薈汁，就能夠很快的治好。

實例2 嚴重的燙傷可貼蘆薈濕布

如果是油炸食品時，被濺起來的油燙傷，只要塗抹蘆薈汁就可以痊癒。假如燙傷的範圍達到直徑三公分以上，那麼，以貼蘆薈濕布比較有效。

一旦燙傷之後，必需立刻沖淋冷水，以便消除熱度。然後，採取一片蘆薈葉，把生葉一面的表皮剝去，把果凍狀的葉肉側面，貼在被燙傷的皮膚上。接著，再用折成三折吸了水的紗布，放置於蘆薈上面，最後纏上繃帶。

經過處理之後，燙傷部位雖然發熱，但是，含水分的紗布能夠散掉熱度，所以不會有燒灼般的疼痛。而且，蘆薈也不會很快地乾掉，藥效自然就可以持續一段時間。

實施這種濕布之後，待蘆薈的葉子完全乾燥，必需再更換時，燙傷已經差不多快好了。因此前後只要更換兩、三次，燙傷就會痊癒。

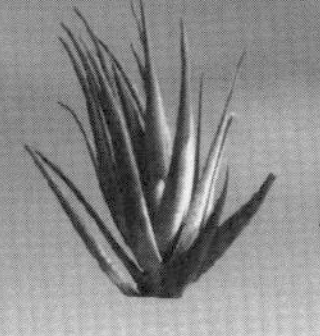

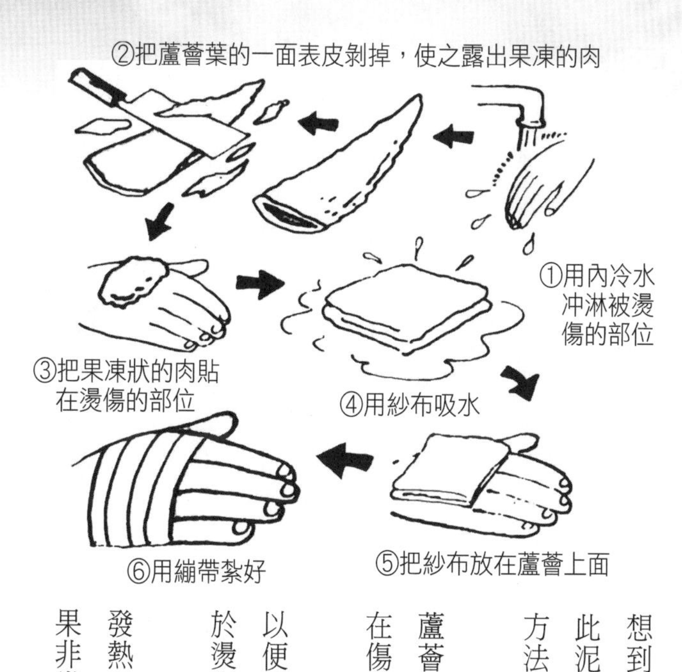

通常提到蘆薈的濕布，大家都會想到用擦菜板把蘆薈磨成泥狀，再把此泥狀物塗於棉布上面，貼在傷口的方法。

在這種處理燙傷的例子裏，只把蘆薈的外皮剝掉，再把剝掉的一面貼在傷口，上面覆以浸過冷水的紗布。

因此，蘆薈葉很久都不會乾掉，以便使藥效持續下去，可說是最適合於燙傷的處理方式。

刀傷或者刺傷化膿，而且又伴有發熱，亦可以利用這種方式治療，效果非常的良好。

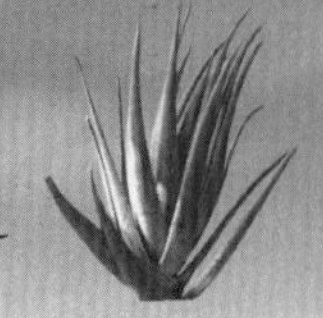

【經驗談】瞬間的判斷，決定使用蘆薈

蘇先生　三十八歲

我那剛渡過一歲生日不久的女兒，不知怎的，把手伸入客廳的石油爐裏面，以致右手被燙傷。因為驚嚇跟疼痛的雙重刺激，她大哭了起來。我飛快的把她抱入洗手間裏面，扭開水龍頭用冷水沖她的右手。

當時，我突然想起蘆薈的試用品（據說對燙傷很有效），於是在內心裏禱告著，一面快速的拿出試用品給小女兒塗抹。

接著，我抱起小女兒到附近的醫院，醫生看了以後說「急救的處置很好」，他還特別說「你是用蘆薈急救的吧？」我仍然繼續的用蘆薈為小女兒治療，經過了兩星期以後痊癒了，而且了無痕跡。從此以後，我在家裏種植了好幾盆的蘆薈。

十七、刀傷、擦傷

菜刀滑了一下，切傷了手指；在路上跌了一跤，以致擦破了膝蓋的皮……我們時常會受到刀傷、擦傷。小孩們更是動輒擦破皮，使父母感到憂心忡忡。儘管是小小的傷口，然而一點也疏忽不得。

尤其是沾有泥土的傷口，很有可能引起破傷風之類的嚴重疾病。如果傷口侵入細菌，傷口將久久不收口，而且很有可能化膿。

有些具有難以止血體質之人，更叫人感到憂心。

蘆薈所以對刀傷、擦傷有效，是它能夠從下面把皮膚組織受傷的部分往上托。所以，傷口會很快的就緊收，自然就好得快了。

而且，蘆薈又有凝固血液的作用，出血能夠迅速的停止。另外，蘆薈水楊酸酯的成分會發生作用，中和細菌所排出的毒素，或甚至殺死細菌，自然就沒有化膿之慮。

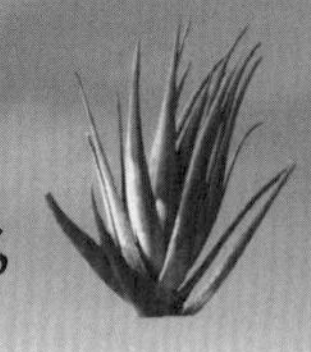

使用蘆薈治療刀傷、擦傷的方法，基本上跟治療燒燙傷相同。必須先使用清潔的水清淨傷口。

如果環境許可，最好使用燒開過的冷開水，或蒸餾水。如果能用酒精擦拭，那就更理想了。

接著，把經過熱水消毒的蘆薈葉切開，然後把切口流出的果凍狀液體擦在傷口。如果是輕微的傷，重複擦幾次後就會痊癒，而毫無痕跡。

稍微嚴重，又有出血的情況，可以在塗抹蘆薈的果凍狀部分之後，覆蓋殺過菌的紗布，再從上面包紮。

待果凍狀部分乾燥後，再換新的，然後覆上紗布包紮好。如此重複幾次以後，疼痛就會減輕，就算是相當嚴重的擦傷，經過一星期就能夠痊癒。

當然，不管是什麼傷都想以蘆薈治好，這實在是危險的想法。大的傷，尤其是深的傷口，就應立刻接受醫生的處理。

就算是輕度的傷，只要是流血不容易停止的人，就應該立刻送醫。

以小孩子來說，負傷時都會驚嚇得大哭起來，遇到這種狀況，先利用蘆薈

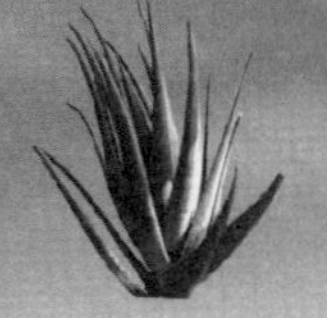

為他療傷，再讓他嚼食生的蘆薈葉。使他的情緒能夠安定下來，也不會哭泣。因為蘆薈含有鎮靜神經的成分。

不僅是擦傷或是刀傷時，凡是欲用蘆薈療外傷時，都必須事先把它放入熱水裏消毒。因為顧慮到蘆薈葉的表面可能沾有細菌。如果是處於緊急狀態，那就無法顧慮到這些了。

又如：出外旅行，攜帶蘆薈軟膏，可說是最方便了。

實例1　刀傷、裂傷等的外傷

有些人嫌蘆薈的味道苦，而不敢內服，然而外傷時依賴蘆薈者大有人在。從事農業、畜產業、養雞業的人，由於在田野間工作的時間比較長，相對的，受到外傷的機會也比常人多。不小心受到刀傷、擦傷時，他們都塗抹蘆薈汁治療。

尤其是居住在溫暖地帶的農牧從業人員，一旦受到外傷，就會到附近庭園摘取蘆薈的葉子，剝掉外皮，利用裏面果凍似的葉肉塗抹傷口。

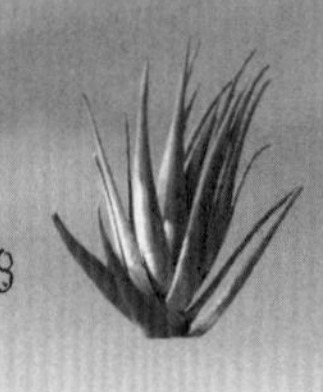

因為蘆薈具有殺菌作用，只要是程度輕微的傷口，就可以安心的把葉肉的液汁塗抹上去。

在具有這種習慣的地區，從老人到幼童，凡是受了外傷，就會採取蘆薈，利用裏面葉肉汁液塗抹傷口。除此以外，沒有加入蜂蜜或黑砂糖的蘆薈酒，亦可用來塗抹外傷。

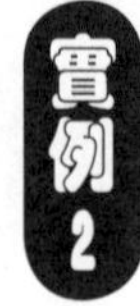

伴有出血的刀傷、擦傷、裂傷等

例如不慎用菜刀切傷了手指、摔倒而破了皮、撞到牆而裂開了皮肉等的情形，如果傷口大而出血多，最好立刻接受外科醫生的治療。假如傷勢輕微，自己處理一下就可以了。

當棘刺、鐵釘、玻璃片，或石片刺進皮肉時，必需很仔細的把它取出，用水洗淨傷口及污物，並立刻用酒精或雙氧水消毒。

做完了上述的處置之後，再塗抹蘆薈的液汁。至於塗抹的方式，直接塗抹於患部也可以，或者把液汁倒於脫脂棉來貼患部。除了上述的方法外，尚可以

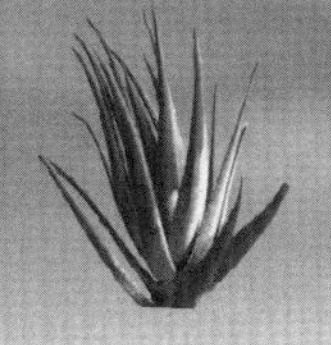

把蘆薈葉果凍狀的部分，用紗布包起來，再用來貼在患部。蘆薈不但具有殺菌力，而且也具有再生患部肌肉的能力，自然能夠提早傷口的癒合。

【經驗談】頑皮鬼的守護神

高女士　四十八歲

從事農耕的我，擦傷及刀傷是家常便飯。為了臨時的需要，我在庭園裏種植了好幾盆的蘆薈。關於蘆薈的效果，長年以來的經驗已經證實了，然而，我並沒有特別的愛護蘆薈，只是澆澆水，需要時就採它少許而已。

我家裏的人也很自然的使用著蘆薈，尤其是我那個上國中的孩子，身上時常有傷痕，不小心擦破皮時，不必我特別的叮嚀，他會自動的去摘取蘆薈，再自己包紮傷口。或許，是由於蘆薈使他有恃無恐？他好像一點也不怕擦破皮！

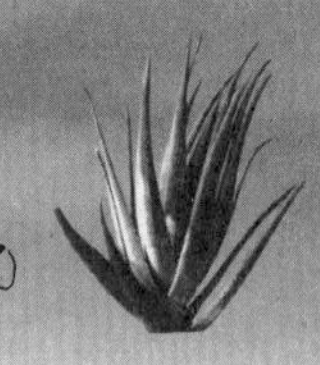

十八、挫傷、撞傷、凍傷

跌倒，或者碰到某種東西所引起的撞傷、挫傷等，就算當場沒嚴重，也不能置之不管。因為很可能有內出血，以致到後來會疼痛不堪。當然，如果在現場就感到很嚴重，那就應該立刻治療。

蘆薈對挫傷及撞傷能夠發揮很大的效果。撞傷的時候，首先要使患部冷涼。用冰或水弄涼之後，如果是輕微的撞傷，可以摘下蘆薈葉，洗淨後切開，用切口來塗抹患部。

蘆薈能夠去熱，同時具有抑住炎症的作用。因此，只要經過一些時間，疼痛就會消失，腫脹也會跟著消退。

稍微嚴重的傷勢，可以從蘆薈的切口取出果凍狀的部分，再貼於患部。待乾了以後再更換，重複幾次以後，患部灼熱的感覺就會消失，疼痛退去，腫脹也會消失於無形。

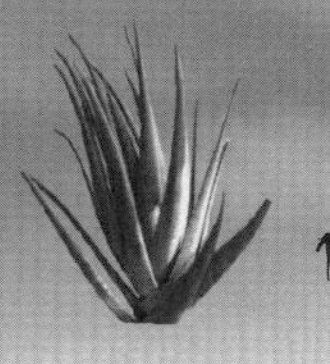

如果撞傷的範圍廣闊，實施「蘆薈濕布」比較有效果。把蘆薈葉仔細的洗淨，用擦菜板擦成細碎片，把它們攤開於清潔的紗布，再貼於全體患部，最後用繃帶包紮好。

蘆薈愛用者最廣泛採用的是：把蘆薈的絞汁（磨成泥狀絞汁）跟麵粉攪拌，製成軟膏狀，再把它塗抹於患部，覆上紗布，用繃帶包紮好。這樣，蘆薈汁不容易乾掉，效果也能夠持續下去。

不慎挫傷時，處置法跟撞傷相同。不過，遇到這種情況，為了安定患部，不使它動搖，必須加上托板。

撞傷或挫傷很嚴重，不能立刻離開現場時，就得接受醫生的治療。如果能夠併用蘆薈療法，將達到事半功倍的效果。

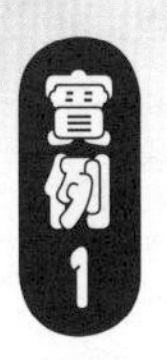

沒有出血的擊傷與挫傷

不慎被棒球或高爾夫球的球棒打到手腕，或被堅硬的東西打到頭部、小腿等，我們受到擊傷的機會相當多。如果是重傷而伴有多量內出血時，就得立刻

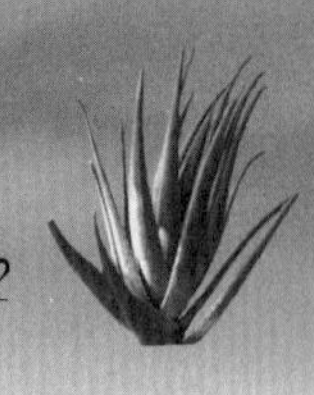

接受專門醫生的診治。假如是輕微的擊傷，不妨自己著手處理。

傷到了關節的挫傷，只要是骨骼沒有異常的輕微者，就可以自己動手處理。

無論是擊傷或是挫傷，首先要使患部冷卻，以便去熱。冷卻患部之後，腫脹就會消退，疼痛也將隨著緩和。

剝掉蘆薈葉的表皮，取出裏面果凍，把它直接貼在患部，再覆一塊紗布，然後纏上繃帶。待蘆薈快乾時，再換新的蘆薈，如此重複的更換數次。亦可用擦菜板把蘆薈葉磨成泥狀，用它來敷蓋患部（也就是把蘆薈泥攤在紗布上面，用來貼患部）。如果是輕微的傷，可以直接塗抹蘆薈葉的液汁。又如，擦上蘆薈軟膏也可以。

蘆薈能夠抑制發炎，促進血液的循環。因此，對於擊傷或挫傷很有效果。重傷時，只要經過醫生的治療，傷勢逐漸好轉，就可以一併使用蘆薈。就能夠提早痊癒。

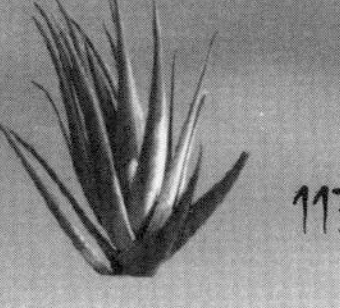

實例2 凍傷、裂傷

裂傷是皮膚的表皮乾燥，以致產生龜裂的狀態。凍傷則是皮膚暴露於強裂的寒氣，以致皮膚變紅而感到疼痛。

處於同樣的寒氣與乾燥的環境，有的人會強烈的顯現這些症狀。有的人則完全沒有症狀。

遇到了這種情況，很多人會連想到皮膚的好與壞。其實，微血管內血行的良好與否，以及基於其他的種種理由，才會產生「有抵抗力」與「無抵抗力」的差別。

蘆薈既然有促進血液循環的作用，當然對這些症狀就有療效。只要塗抹蘆薈液汁，或塗抹蘆薈軟膏，輕度的凍傷、皮膚龜裂等，必然會痊癒。

尤其是皮膚比較脆弱的人，不妨試試蘆薈浴。在冬季期間，只要使用蘆薈沐浴，並且每天都塗抹蘆薈軟膏，就不必耽心凍傷或皮膚龜裂。

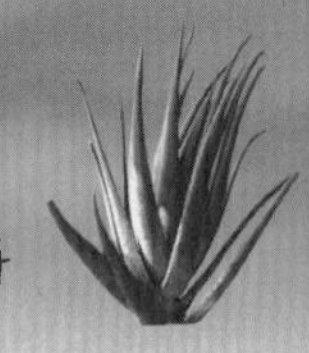

【經驗談】具有濕布藥數倍的效果

彭先生　三十七歲

我在國中時代就開始學跆拳道，至今，我仍然以跆拳道為最大的樂趣。就因為如此，擦傷及挫傷跟我結了不解緣。遇到撞傷時，我老是使用濕布藥。

最近，我的妻子聽她的朋友說蘆薈對身體很有益處，因此捧回來一些盆種的蘆薈。據說對撞傷很有效。

凡事都得親身試一試，我抱著姑且一試的心理，亦充滿了好奇心的試試，做夢也沒有想到它比濕布藥更有效。而且，蘆薈又不必花錢去購買，只要在家裡種植幾盆就享用不盡了。

從那次以後，我家的人都變成了蘆薈的信徒。

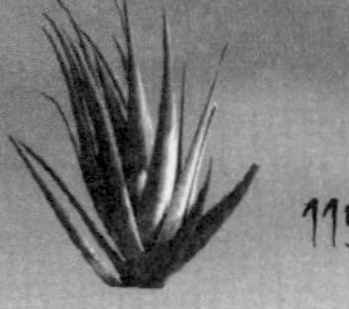

十九、蟲咬

被蚊蟲叮到的癢感，雖然不會致人於死地，可是卻叫人難以忍耐，長時間連續下去之後，會叫人睡眠不足，神經會變成焦躁不安。近年來在城市，會叮人的蟲恐怕只有蚊子，然而，仍舊有一些人受到臭蟲的騷擾。

最容易受到蟲咬的時期，是暑假到鄉下，或者爬山，到海水浴場游泳等，除了蚊子以外，一旦被毛蟲、蜂、青蛾、蚋等咬到，沒有抗癢性的城市人立刻會腫了起來，而且會癢得叫人難耐。

同樣是蟲類咬到，鄉下的人因為有了耐性，不會皮膚腫起來。

在蟲類中，被蚋咬到時的癢感最為厲害，就是塗抹了市售的藥膏也難以止癢。而且亂抓會形成所謂的固定蕁麻疹，將變成難以治癒的丘疹。

這時候，使用具有殺菌效果，以及能夠中和毒素的蘆薈非常有效。尤其是被蜂叮到，或被螞蟻咬到時最為有效。

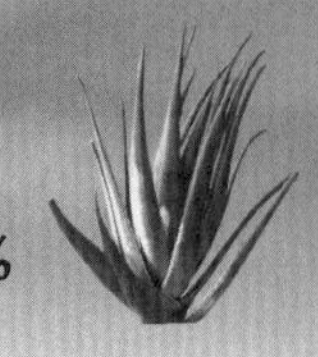

被蟲類咬到時，立刻用嘴把該部位的毒素吸出來。然後，用一塊紗布吸飽蘆薈絞汁，再把它貼於患部。比較嚴重時，可以把蘆薈的外皮剝去，拿出裏面果凍狀的部分，把它貼在患部，上面覆以紗布，最後用繃帶包起來。

隔了一段時間之後，或許會散開，但仍舊能發揮中和毒素及消炎作用。不知道是否被蚊子叮到，或者皮膚引起斑疹時，使用蘆薈是很安全的。

不知道皮膚發生毛病的原因，胡亂使用藥品時，有時會使症狀惡化，但是，使用蘆薈卻是很安全。由於它具有防護皮膚以及消炎作用，自然就能夠迅速的獲得效果。

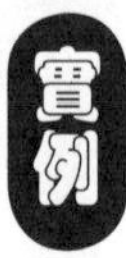

實例 蚊蟲咬傷等

相信每一個人都有被蚊、蚋、跳蚤、螞蟻、臭蟲、水母或青蛾等叮到，以致皮膚紅腫、痛癢的經驗。用手抓發癢的部位，往往會使細菌進入，以致化膿，而久久不能痊癒。

一旦被蚊、蚋、跳蚤、臭蟲等叮過之後，最好立刻塗阿摩尼亞水（或者對

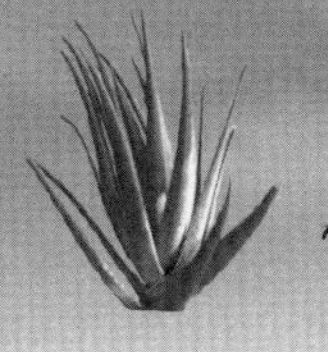

蟲咬有治效的藥膏）。然後，再塗抹蘆薈的液汁。

阿摩尼亞水具有立刻中和毒蟲之毒的作用。蘆薈汁液能夠防止發炎，並緩和中和毒素，加速治療的效果。

被毒蛾或水母刺到之後，立刻用水洗淨患部，再用酒精消毒。最後塗抹蘆薈的液汁。

【經驗談】母親傳給我的蟲叮治療藥

李先生　三十七歲

母親的智慧叫後代受益不淺，我在頑皮的童年，時常去打翻蜂巢，以致身上被叮了好多處，哭叫著逃回家裏。母親很快的給我貼上蘆薈。不久以後，疼痛跟腫脹都消失了，我對母親充滿了感激之情。

目前我是國小的老師，負責教育眾多的學生。暑假帶學生到

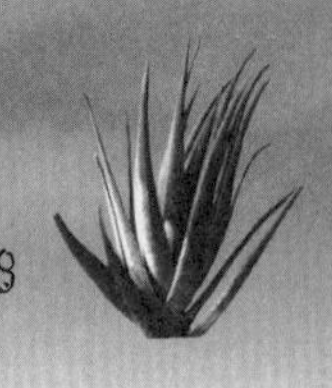

野外露營時，只要是有學生被蟲兒咬到，我總是給他們塗抹蘆薈。

雖然他們並不喜歡蘆薈的黏膩，但是由於它能夠很迅速的止癢，以及止痛消腫，學生們都很感激我，這也是母親賜給我的。

二十、香港腳

香港腳（水蟲）是白癬菌寄生於手腳所引起的皮膚病。有乾性與濕性兩種，乾性者患部乾燥，可是癢得很厲害，濕性者除了癢以外，患部顯得很潮濕。

白癬菌碰到高溫度、高濕度時會不斷的繁殖，在腳底生出水泡，癢得直叫人難受。

尤其是長時間穿鞋，腳底潮濕，或到了夏天，溫度及濕度增高時就會轉為嚴重，很容易化膿。到了嚴重地步，走起路來也感覺到困難。

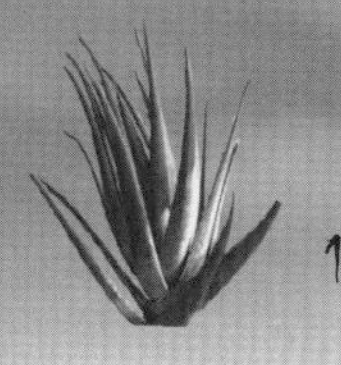

香港腳（水蟲）是很難治好的皮膚病，最有力的證據是有人被香港腳折磨了好幾十年，仍然沒有治好。長期被香港腳折磨的人，多數在初期不曾做適當的治療，以致使它惡化。

市售的藥品，對於初期的香港腳不僅有療效，亦能夠止癢。然而，一旦養成了細菌的耐性之後，只能夠助長它們的猖獗而已，甚至幫助其他細菌的侵入，一旦惡化之後，再也拿它沒有辦法

蘆薈所含有的蘆薈水楊酸酯具有抗菌性、抗霉性，可是並非意味著它能夠從正面消除白癬菌，而是會中和白癬菌所排出的毒素，使它們的活動遲鈍化，並且逐漸的縮小活動範圍。

因此，使用蘆薈治療香港腳，並非立刻就能使它們痊癒，必須長期有耐心的使用下去，就能夠逐漸的好轉。

在使用蘆薈以前，必須使患部清潔（最好用酒精擦拭乾淨），可以用蘆薈的果凍狀部分直接貼上去，或者絞出蘆薈汁，再用它來塗抹。另外，像塗抹蘆薈軟膏也可以。塗抹之後，再撲上嬰兒用的痱子粉。

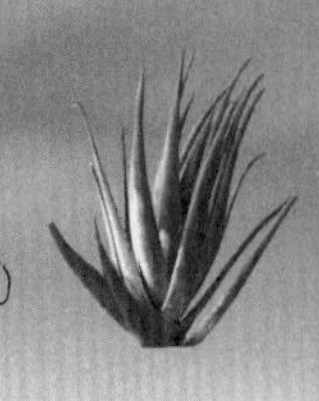

【經驗談】擊退了糾纏我十年的香港腳

陳先生　五十七歲

有人對我說蘆薈對糖尿病很有益處，所以我就開始嚼食蘆薈的生葉。的確，我的身體狀況好了很多。

但是叫我驚訝萬分的是：糾纏我長達十年的香港腳，自從嚼食生蘆薈的一個月以後，竟然乾淨的痊癒了。

我並沒有使用蘆薈來塗抹香港腳，想不到隨著糖尿病的好轉，香港腳也好起來。

糖尿病服用蘆薈的確能夠好轉，有了這種信心之後，我本來就有的酒蟲又活過來了，偶爾也喝兩杯。我明知過度的自信是要不得，但是仗著蘆薈的神效，我會不知不覺的摸起酒杯。

二十一、雞眼

由於穿著鞋生活的時間增長，被雞眼糾纏的人越來越多。這是因為穿不適腳的鞋子，使腳的特定部分不斷接受壓迫及刺激，以致皮膚角質化，不久就會變成有如骨頭的堅硬，時時刺激內部的肌肉。

到了嚴重時，往往會疼得連走路都感困難，只好請醫生開刀除掉。不過，非把深入肌肉內部的雞眼都挖掉，不久後就會復發。

市售的雞眼切除器，雖然能夠切掉表面的角質，但是，內部深處的雞眼仍舊殘留著，往往會再發。

除非嚴重到必須請醫生開刀的，幾乎一般的雞眼都能夠用蘆薈治好。

治療方法是，先把蘆薈洗淨，浸過熱開水後取出，剝掉外皮，取出裏面果凍狀的部分。把它貼於雞眼，覆以紗布，再用繃帶纏好。如此在一天裏重複更換兩、三次。

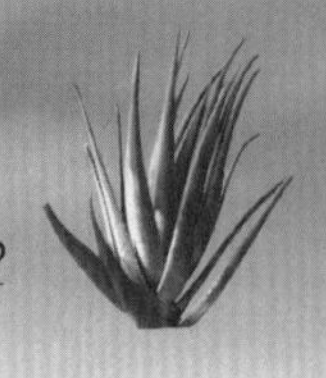

有人用蘆薈的絞汁塗抹，其實，直接把果凍狀部分貼上效果比較好。亦可以把蘆薈磨成泥狀，再把它塗抹於患部，效果也一樣好。

如此重複的塗抹幾天以後，雞眼角質化的部分會逐漸變成柔軟，不久表皮就會剝落。切勿用手去剝表皮，讓它自然的脫落。

剝落了幾次以後，雞眼就會慢慢轉好，原處會留下一個洞，只要繼續的再塗抹蘆薈，周圍的肉就會長出來，不久就會好得毫無痕跡。以後，雞眼快要形成時，不妨提早的塗抹蘆薈。

【經驗談】毫無痕跡的痊癒

賴先生　四十九歲

我讀國中二年級的女兒，在右足的大拇趾長了雞眼，口口聲聲說她最討厭運動課。

醫生說要開刀，必須休息兩天不上課，我曾經把這件事告訴

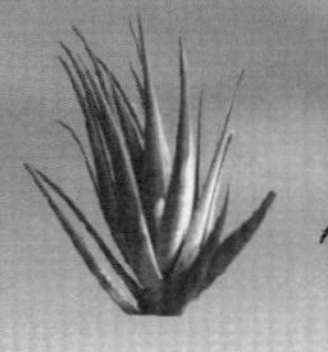

公司的同事，有一位同事說，貼蘆薈就能夠消除雞眼。

我回到家以後，給女兒在一天裏貼了三、四次的蘆薈。到了第四天患部的皮膚變白，並且開始剝落，約一星期左右出了白絲狀的東西，留下了小豆似的洞。再繼續的貼蘆薈之後，四周的肉就長出來，變成了普通的表皮，好得毫無痕跡。

二十二、牙　痛

牙痛可說是疼痛的疾病當中，最叫人難以忍受的疼痛了。據說納粹德國的祕密警察為了拷問犯人，發明了一種叫人牙痛的方法。

不可思議的，牙痛常在牙科醫院休診，或者夜晚發生，運氣不好，家裏無止痛藥只好一邊托著面頰，一邊痛苦的呻吟。

這時，家裏如果有一盆蘆薈就能消除痛苦。當然，蘆薈並不能根本的治療牙痛原因的蛀牙，或者齒槽膿漏。

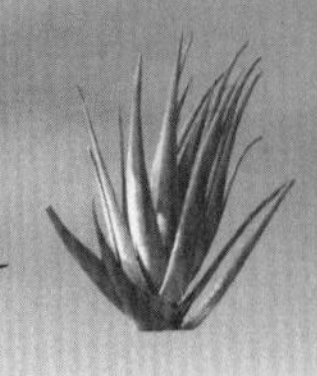

欲根本治療只好去找牙科醫生。不過，蛀牙突然痛起來時，可用蘆薈當成止痛藥品，效果非常的良好。

首先把蘆薈葉的刺取掉，用清水洗淨，放入熱水裏消毒之後切成兩、三公分寬度，夾入疼痛的牙齒之間，再咬一咬。

疼痛得相當厲害時，可以用蘆薈的絞汁塗抹患部，或者取出果凍狀部分貼在患部。如果酸痛在臼齒，可用脫脂綿吸滿了蘆薈汁，再把它按在患部即有效果。

由於蘆薈的消炎作用，腫脹會消退，疼痛也會消除。使用蘆薈鎮痛之後，不可放置不管，如能夠到牙科醫院，最好去接受根本的治療。

除外，齒槽膿漏也可以用蘆薈治療。嚴重的齒槽膿漏還是必要接受牙科醫生的治療，如果只是咬蘋果時全沾血的程度，可以用蘆薈汁塗抹牙根，擦了幾次以後，出血的情形就會消失。

那是因為蘆薈有消炎、殺菌、血液凝固的作用。

為了預防牙病，平常就要勤刷牙，使口內保持清潔，並且時常按摩牙根。

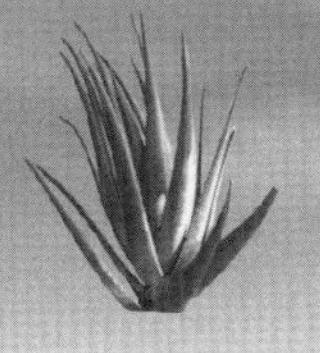

【經驗談】半夜的牙痛試用蘆薈果然有效

葛女士　三十七歲

三更半夜裏孩子突然哭起來，他說蛀牙痛得不得了，可是正在半夜，牙科醫生也睡著了。我為了減輕孩子的痛苦，叫他嚼蘆薈葉試試。重複了兩、三次後，牙痛的程度減輕了，因為孩子不再哭泣，睡著了。

母親的我方始放下了重擔，可是一想到：孩子不分晝夜，不知什麼時候會再病痛時，心裏實在不是滋味。因此，我特別的種植了幾盆蘆薈。

二十三、口內炎

口腔內部黏膜的炎症叫口內炎。雖然並非嚴重的疾病，但是吃東西時，食

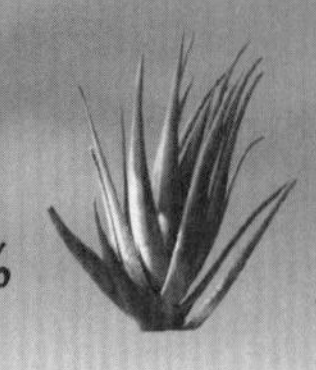

物碰到發炎處會疼痛，或者口內感到刺痛，實在也叫人煩心。口內炎本身雖非大不了的病痛，然而，全身的不調和，尤其是胃腸或肝臟的疾病，將以口內炎的形態出現，因此非特別注意不可。

口內炎大致上可分為：黏性炎症及鵝口瘡兩種。黏性炎症者口內黏膜紅腫，伴有熱度，有抽痛，當喝水或熱湯，或攝食具有刺激性的食物時，就會感到刺痛，這是以胃腸的機能失常為原因所引起的疾病。

至於鵝口瘡性口內炎，長久以來就原因不明，一直到最近才知道是過敏性疾病的一種。這種疾病的患者，口內黏膜會形成圓形的潰瘍。

不管對任何一種的口內炎，蘆薈都能夠發揮效果。蘆薈具有消炎作用，另外，由於蘆薈水楊酸酯的抗細菌作用，能夠防止二次感染，而蘆薈烏羅辛又能夠發揮抗潰瘍性。

首先，削掉蘆薈的刺，洗淨以後才絞汁。用冷水把絞汁沖薄四倍，一天漱口數次。口內炎比較嚴重的情況，可以用脫脂綿吸飽蘆薈絞汁，貼於患部，效果更好。

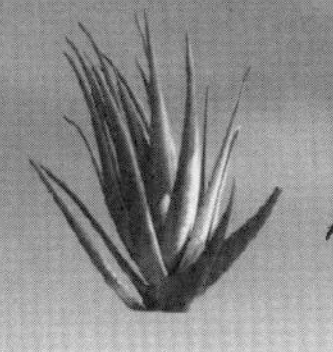

有如上述，口內炎往往是全身的不調和，或是內臟疾病的反應。因此，除了外用，不妨也同時內服。

每天嚼食蘆薈的生葉，或製成蘆薈茶、蘆薈酒的方式內服，不知不覺全身的機能就會轉好。

【經驗談】利用蘆薈治好口內炎

蔡女士　三十七歲

我給醫生診察時，他並沒有說出病名，聲稱有小石頭積存著。我自己檢查了一下，好像是舌下腺炎。在最初幾天，我依靠藥物療法，此後，我就口中含著蘆薈製成的水飴，或者把蘆薈絞汁沖薄，用來漱口。如此重複不久，從外面再也接觸不到石頭似的東西了。

同時，口內炎也完全痊癒了。其實，我們家的成員平時就常

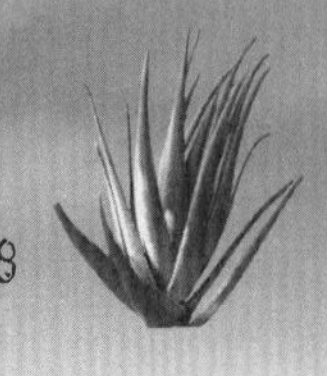

用蘆薈，遇到牙痛，胃部有重壓感，孩子擦破皮，以及其他的症狀，都習慣使用蘆薈。可說有了蘆薈就不必去找醫生！

二十四、鼻子疾病

鼻子疾病除了普通的鼻炎之外，可說以過敏性鼻炎、蓄膿症等最具代表性。普通的鼻炎往往是感冒所引起的。一開始鼻子會感覺到癢癢的，有淤塞感，時時打噴嚏，並流出鼻水。

過敏性鼻炎的症狀雖然也相同，但是卻多見於花粉飛舞的春天。

又如：蓄膿症是一般的鼻炎或過敏性鼻炎所惡化者，從黏膜排出濃汁，會引起鼻塞、頭痛、頭重等症狀，近些年來過敏性的蓄膿症增多不少。

普通的鼻炎或過敏性鼻炎，以及較輕度的蓄膿症，可利用蘆薈去除不快的症狀。嚴重的鼻蓄膿症要接受醫生的治療，如果能併用蘆薈療法，效果將更為良好。

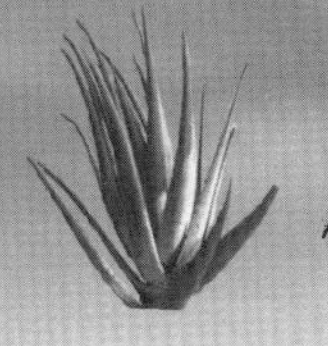

利用蘆薈來治療鼻子的疾病是最簡單不過的，只要把蘆薈上的刺削掉、洗淨，再把它們磨成泥狀，絞出汁來，用綿棒沾蘆薈絞汁，放入鼻孔裏面，把絞汁塗抹黏膜上面就成了。

當鼻子淤塞，或者不斷的流鼻水時，不妨如上述重複幾次。遇到這種鼻病，必須使用清潔的綿棒，不要太用力的塗抹，以免傷到鼻子的黏膜。

最簡單的方法是：仰躺著，從蘆薈的切口直接絞汁滴入鼻孔，或者用市售的蘆薈軟膏塗抹於鼻子黏膜也可以。

如果是過敏性鼻炎，不妨重複幾次M・S抗原的皮下注射，即可獲得完全痊癒。

在身體狀況不好時，最容易出現鼻子的疾病。最重要的是，平常就要內服蘆薈，以增強對感冒的抵抗力。預防感冒，以服用蘆薈最合適。

俗語說「預防勝於治療」，只要平常保持身體的健壯，就不容易罹患感冒了。

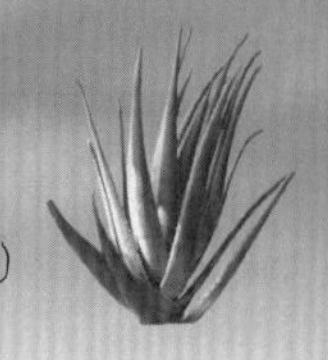

【經驗談】難癒的鼻病被我治好了

馬先生　三十八歲

遠在幼年時期，我就被醫生診斷為過敏性鼻炎。雖然跟醫院結了不解緣，但是始終不能把鼻病治好。

醫生只說成年以後就會自然痊癒，還是一成不變的實施鹽水治療。那時期，我老是去了一段時間，然後休息一段時間。很少繼續不斷的上醫院。

成年以後，症狀稍微好一些。然而一旦感冒，鼻涕就會流個不停，由於時常抽鼻涕實在不雅，我決心要把鼻病徹底的治癒。

我聽朋友說過蘆薈能治好鼻涕，老實說，我也沒有存太多的希望，只是試一試，誰知竟然痊癒了！目前，我仍然吃蘆薈，目的是想恢復身體的健康。

二十五、肩膀酸痛

肩膀酸痛的原因很多，最常見的是長時間採取相同姿勢所造成。換句話說，長時間不改變姿勢，特定部位的肌肉會感到緊張，以致該部位的血液循環轉壞，積存了疲勞素的結果，免不了要引起炎症，當然就會酸痛了。

中年以後，由於肌肉缺乏柔軟性，時常會引起肩膀酸痛的現象。不過在年輕時，長時間的伏案讀書，或者打麻將，也會引起肩膀酸痛。

遇到這種情況，只要蘆薈濕布與溫濕布並行，將能夠獲得良好的效果。蘆薈濕布能夠消除炎症，而蘆薈溫濕布卻能夠促進血液循環。

首先，把蘆薈洗淨，磨成泥，絞出汁來。在絞出的蘆薈汁裡加入少許的水，放在火爐上使之溫熱。熱到恰到好處（以不燙人為度）就要離火。用疊成數層的紗布吸滿蘆薈的溫汁，再把它貼於患部，用橡皮膏固定起來。待紗布乾了以後，再吸溫蘆薈汁，然後又貼在患部。

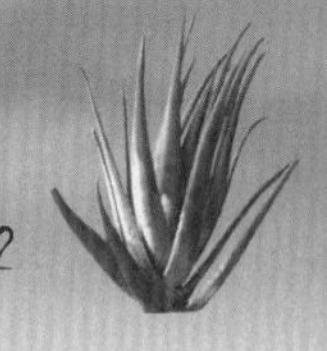

或是把蘆薈的絞汁跟麵粉調和，製成軟膏狀，再把它塗抹於紗布上，用來貼患部，如此對嚴重的肩膀酸痛亦有效果，或直接的把蘆薈軟膏塗抹於患部。

不管採用那一種方法，只要在體操後及沐浴後，或按摩肩膀後再實施，更有效果。

除此以外，肩膀酸痛有時是高血壓引起，或因心臟疾患、神經系統的障害所引起。各位一定記住，必須先把這些疾病治好。

即使是在這種時候，蘆薈還是有緩和肩膀酸痛的效果，最好與疾病的治療並行，繼續實施蘆薈濕布。

【經驗談】利用蘆薈變成健康美女

董小姐　二十九歲

本來就有肩膀酸痛的我，自從進入社會當起辦事員以後，肩膀的酸痛就更加的嚴重。因此，我不敢嘗試比較勞累的工作。當

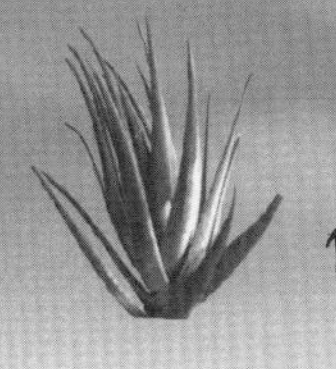

我感覺到不知如何才好時，從一位長輩那兒聽到有關蘆薈之事。

肩膀酸痛有很多的原因，以我來說，是內臟的衰弱所引起。於是我每天都服用蘆薈汁，以圖內臟的強健，並自做美容體操及實施對肩膀的按摩。

除此以外，我也利用蘆薈濕布貼患部。繼續實施這種方法，不但是肩膀酸痛痊癒了，就連身體也強健起來。

二十六、腫痛、浮腫、濕疹

身體有了浮腫的現象，就要特別的注意。因為有很多的症狀是重大的內臟疾病引起的。諸如罹患腎臟病、膀胱炎、肝臟病、高血壓、心臟病時，身體往往就會浮腫起來。

此外，像罹患腳氣時，身體也會在不知不覺中浮腫，把身上的皮膚按壓，立刻會陷下去，而久久不能恢復原狀。

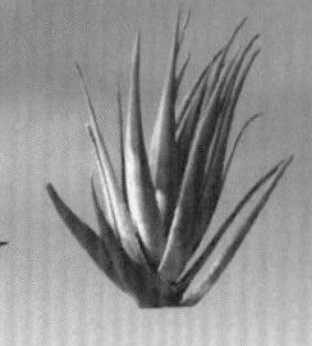

有了這些疾病，必須盡快接受醫生的治療，只消除浮腫是沒有用的。喝了很多酒，或過度勞累的隔天早晨，如果起床後發現臉孔浮腫、手腳浮腫，那是肝臟衰弱的證據。輕症可以利用蘆薈治療，症狀比較嚴重時，最好接受醫生的診察。

如果繼續步行很長的時間，或站立一段時間，以致腳部浮腫，或者因耳下腺炎、牙痛等引起浮腫，那就不用耽心，只要使用蘆薈治療就可以。

當然，耳下腺炎以及牙痛非接受醫生的治療是好不起來的，但是，浮腫的症狀卻可利用蘆薈消除。

把蘆薈上的刺削掉、洗乾淨，放入熱水裏燙一下，再把它磨成泥狀，絞出汁來。接著用一塊紗布吸滿絞汁，把它貼於浮腫的部位，再用橡皮膏固定好。

若是症狀稍微嚴重，可以取出蘆薈的果凍狀部分，把它直接貼於患部，再用包帶固定好。

使用蘆薈軟膏，或用蘆薈汁與麵粉製成軟膏狀，用它來貼患部也行。

有時，浮腫及腫痛，並非肝臟不好，而是體質本身衰弱所引起的。容易引

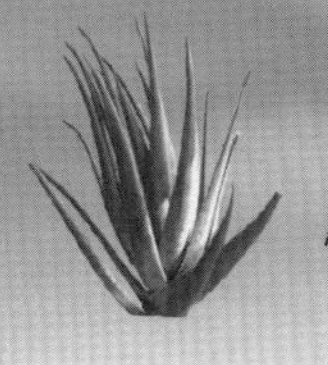

出這種症狀的人，在平常就要多吃利用蘆薈烹調的菜餚，並多飲用蘆薈茶、蘆薈酒等，以便強化體質，使整個身體富於耐久力與抵抗力，這比什麼都重要。

容易長出濕疹或蕁麻疹的人，旅行到氣候及水質不同的地區，就會很快的長出蕁麻疹，或是吃了一些魚，喝了一點牛奶也會引起過敏性的蕁麻疹。

一位被濕疹所糾纏的人，聽別人提起某處的溫泉對濕疹很有效果，於是，她連夜的趕到該溫泉入浴，結果，不但濕疹沒有治好，手腳反而紅腫起來，濕疹更加惡化。

萬念俱灰的她，抱著姑且一試的心理，使用了蘆薈。或許，蘆薈很適合於她的體質吧？服用之後竟然非常的神效，後來她變成了蘆薈的信徒。

這位女士，除了外用蘆薈液汁以及蘆薈軟膏外，並長期的服用蘆薈汁與蘆薈酒，把一向容易發疹的體質改善為不患皮膚病的強健體質。到目前為止，她再也不曾長過蕁麻疹。

蕁麻疹是過敏性所引起的血管壁異常反應。當服用蘆薈以後，過敏性就在不知不覺中消失了。

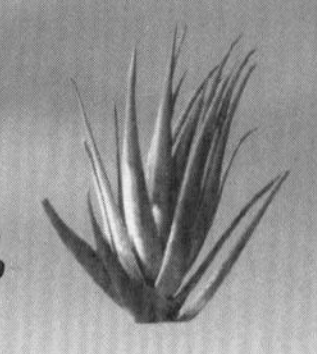

容易長出蕁麻疹的人，相對的，也很容易引起濕疹或者皮膚性斑疹。不再長出蕁麻疹也正意味著對濕疹等的抵抗力增強了。

因為各人的體質不同，不敢保證蘆薈對每一種的濕疹都有效果。然而，只要體質很適合於蘆薈，就一定有令人驚訝的效果。

因此，對於頑固的濕疹，不妨試試蘆薈的內服兼外用法。

【經驗談】昔日的煩惱，有如虛幻似的消失

李小姐　二十四歲

在學生時代並沒有明顯的感覺，但是進入社會服務以後，由於整天伏案辦公，有一件事叫我耿耿於懷，那就是到了下班時的傍晚，一雙腿就會浮腫起來，說多難看就有多難看！我真想改穿長褲。

或許這種現象，每個人多多少少都有一點，但是我的情形都

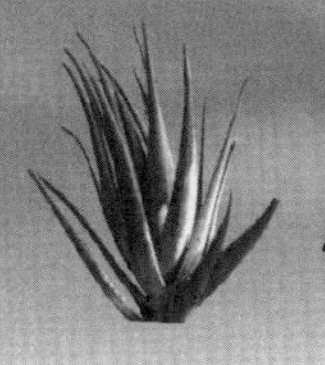

特別的嚴重。一旦再加班，那一雙腿就見不得人了！在回家的捷運裏，我感到非常的難為情。

我懷疑自己有腎臟病，檢查過後卻是一切很正常，我也試用過中藥，但是一點反應也沒有。

就在這個時候，有一位朋友介紹我服用蘆薈。如今已整整三年了，上述的腿部浮腫從來不再患過。我沒有一天能夠離開蘆薈，將來嫁人時，我準備以蘆薈當陪嫁品。

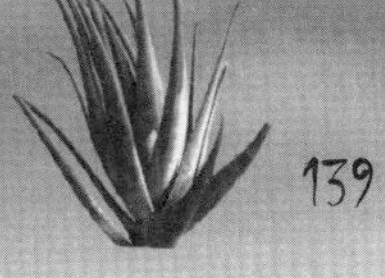

第三章 蘆薈使妳變成健康美女

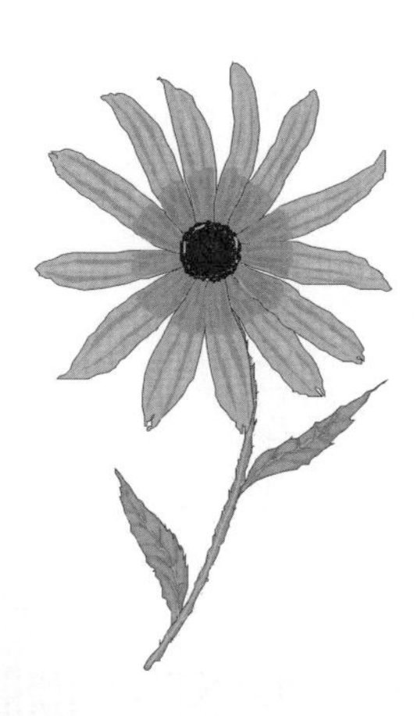

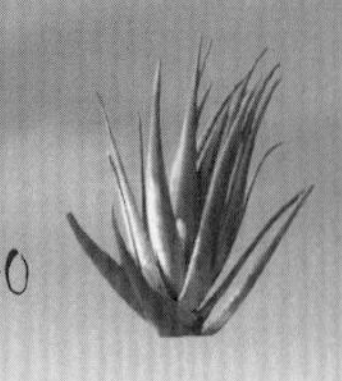

一、蘆薈美容法

1. 皮膚以二十八天為週期進行更換

人類的皮膚，無論是男女都是以二十八天為週期進行更換。也就是說，構成皮膚的細胞會老死，再以身垢的形狀脫落，藉此與新的年輕皮膚交替。交替進行得圓滿的皮膚，不但能夠保持健康，看起來也很美麗。

然而，由於某種的理由，此種交替不能圓滿進行時，就會出現雀斑、黑斑以及面皰等，並喪失彈性、潤澤，旋即促進皮膚的老化。

皮膚受到傷害而失去彈性，可分成外在與內在的兩種原因。外在的原因為：急劇的溫度變化、紫外線的影響、刀傷、撞傷，以及擦傷等的外傷。

另一方面，潛伏於身體內部的原因，往往會受到多數人的忽視。這又可分為身心兩方面，當身體狀況良好，心中充滿幸福時，皮膚會顯得滋潤。但是身

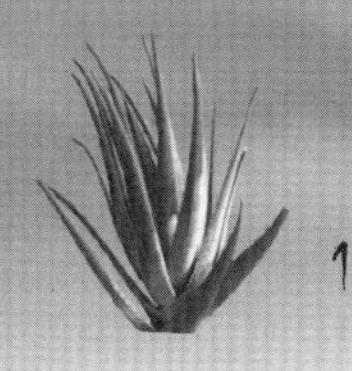

體狀況變壞、生病，或憂煩時，皮膚就會失去光澤。

在身體方面必須注意的是：暴飲暴食、失去了平衡的營養，以及攝取不適切的食品。暴飲暴食，胃腸將很快的變壞，或引起下痢，以致不能吸收必要的營養，皮膚自然就會變成粗糙。

攝取不均衡的營養亦復如此，尤其是攝取纖維成分少的食物時，就會帶來便秘，老廢物積存於體內的結果，皮膚就會出現面皰。

因此，想保持皮膚亮麗，必須有規則的攝取營養均衡的食物。人類的身心保持著非常密切的關係。內心的煩惱可說每一個人都免不了的，欲完全捨棄煩惱是不可能的事情。不過，養成比較看得開的心理是辦得到的，至少在吃飯的時候應該保持豁達的心境。

2. 蘆薈為何對美容有效

在身體的內外兩面併用蘆薈，將很快的達到美容的效果。

蘆薈除了抗菌及殺菌作用之外，還具有抗炎症作用，以及抗潰瘍作用等。

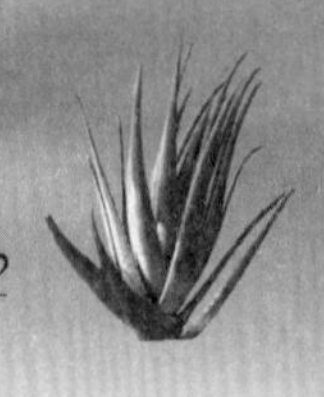

因此，有胃炎、胃潰瘍等疾病時，只要服用蘆薈就可以發揮治療的效果。

尤其是具有刺激大腸的效果，自然能消除美容大敵的便秘。而且，它所獨有的苦味，能夠發揮出健胃劑的效果。

蘆薈的分子極小，對熱、酸、鹹等的耐性很強，服下去之後，很快的就會被胃腸的黏膜所吸收，發揮效果極為迅速。

同時，由於不含毒性，就是多多少少服用過量也沒有危險性。

如果沒有特定的疾病，亦可以時常的服用蘆薈。因為它含有豐富的維他命B_2、B_6、B_{12}，而且纖維質的含量也很多，每天服用，即可確保身體的健康，也可以增進美容。

蘆薈還有一個特徵，就是塗抹於皮膚表面也可以發揮很大的效果。它具有抗菌、殺菌，以及抗炎作用，對於那些傷害到皮膚的外傷，舉凡燙傷、刀傷、擦傷、蟲咬、凍傷、裂傷等皆有效果。

蘆薈具有促使皮膚組織再生的力量，所以，用來治療這些外傷時，就可以迅速的痊癒，並且不會留下痕跡。不只是用於治療燒燙傷最理想，就算相當嚴

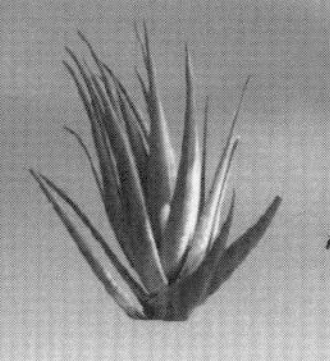

重者，也不致於留下任何疤痕。

被太陽灼傷是輕度的燒燙傷，因此，曬太陽過度，確實會使皮膚變成粗糙。遇到這種情形，只要使用蘆薈，就可以很快的恢復原來的皮膚。

蘆薈亦能夠收緊皮膚，即是所謂的收斂作用，也能夠保持適度的水分，亦即保水作用，並且能提高新陳代謝，自然就能夠保持皮膚的滋潤及年輕。

此種效果不僅能夠表現於皮膚，同時也可以發揮到毛髮方面。為掉髮、白髮以及分叉所煩惱的人，不妨使用看看。

從以上可知，欲以美容的目的使用蘆薈，最好內用兼外用最有效果。不過，並非一旦使用了蘆薈就能獲得美容的效果。蘆薈確實有美容的效果，但效果的出現遲早不一，有個人差異。不過長期使用以後，確實能夠獲得效果。

3. 皮膚脆弱的人要小心

欲利用蘆薈美容，最好使用葉子裡面果凍狀的部分。因為葉外側的青色部分有強烈的刺激性，而裡面的果凍狀部分卻很少有刺激性，只要皮膚不是很脆

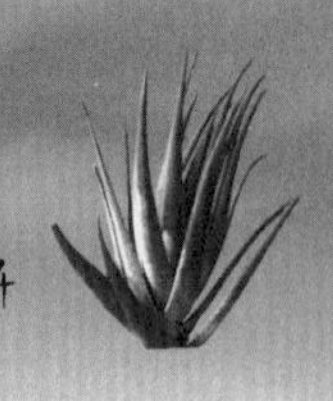

弱的人，都可以安心的使用。

自認為皮膚脆弱的人，可以在實際使用以前，絞出蘆薈汁，先塗抹於兩腕內側皮膚比較薄的部位，或者塗抹於耳垂等部位，察看其反應。

感覺刺激太強而引起炎症，可以用水稀釋蘆薈液成兩倍，然後塗抹皮膚，再察看其反應。如此稀釋成兩、三倍，仍然會使皮膚刺痛，或甚至生長出斑疹時，那就表示蘆薈不適合你的皮膚，只好放棄使用的念頭。

用來美容的蘆薈液，與入浴及應用到頭髮的情況不相同，每一次都得使用新的蘆薈液。保存的蘆薈液千萬不要使用。

①基礎按摩

基礎按摩首先要準備如下的東西：

⑴切下蘆薈葉約四公分長，剝掉外側的皮，拿出裏面果凍狀的部分。

⑵用一塊絞出果凍狀部分的汁。透明的汁有兩大匙就夠用了。

其次要實施按摩，可以照如下的方法進行。

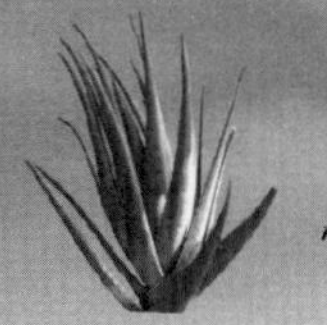

⑴使用洗臉霜或清潔霜卸下臉上的化粧。

⑵用指尖沾著蘆薈液，塗抹整個的面孔。

⑶使用兩手，在額頭、太陽穴、頰骨會動的凹入處，耳下、嘴的四周實施按摩。

實拖按摩的需求，欲使枯瘦的面頰多肉而豐滿，可用手指尖輕輕的敲打。又如：想消除咽喉鬆弛的肉，欲使它光潔，可以用整個手指向上抓起來。眼睛周圍的皺紋，可以大拇指與手指輕輕的捏。

其他的部位，可以用指尖按著皮膚，有如寫「9」字一般的按摩。

假如手指不能暢順的活動，可以先在指尖塗抹按摩專用的霜膏或冷霜，如此就可以進行得很順利。

做完了上述的步驟，再洗臉，把臉上的蘆薈洗淨。這種的蘆薈按摩在入浴前實施最有效果，它能使蘆薈汁浸入毛孔裏面，並且去除汗與污垢，因此出浴時，皮膚會格外顯得潤滑。

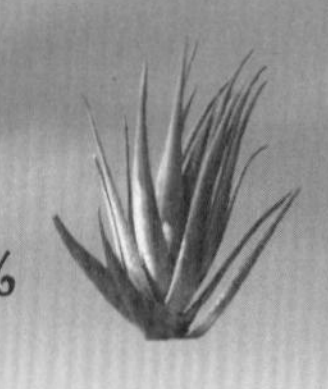

②曬太陽後的處置

均衡地曬過太陽的皮膚，看起來的確又美又健康。不過，曬太陽也是燒燙傷的一種。因此，曬的過度，將使妳無限後悔，造成美容上的永久缺憾。

年輕人由於皮膚的再生力較強，恢復也比較快速，但超過二十五、六歲之後，過度的曬太陽一定會留下惡劣的影響。換句話說，皮膚的潤澤與彈性將消失，皮膚很容易受到傷害，並且也會長出雀斑、黑斑等。

因此，在夏天裏想曬太陽，切勿一下子就曬很長的時間，最好一次曬少許時間，分成好幾次曬。最理想的方法是塗抹防曬油，以減弱紫外線的照射。

不小心而曬太陽過久，只要抹上蘆薈，就不致於留下惡劣的影響。

例如，在夏日的海邊、高原等紫外線強烈的場所，長時間曬太陽，一到了夜晚，皮膚就會感到灼痛。這表示皮膚引起輕度的炎症，如果不去管它，過了幾天就會脫皮，或出現黑斑、雀斑等。

為了避免這些傷害，在當夜就應該使用蘆薈汁。

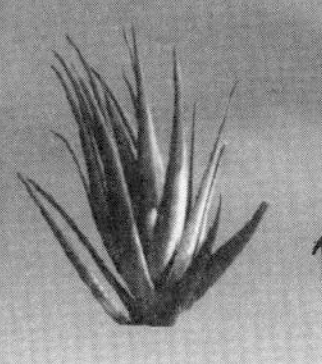

把蘆薈的葉皮剝開，取出裏面果凍狀的部分，貼於灼痛的皮膚上。上面覆蓋紗布，再貼上油紙，最後用繃帶固定，睡著不要去動它。

蘆薈含有使血行轉為良好的成分，在皮膚受到太陽灼痛後，貼上蘆薈，皮膚會感到更為灼熱，這是蘆薈有效成分滲入皮膚的證據。

貼蘆薈的時間內，不宜拍打，或者實施按摩。至於皮膚脆弱的人，不宜直接貼蘆薈果凍狀部分，應該把絞出來的液體，適當地稀釋，再用紗布吸飽稀釋液，再把它貼在皮膚上。

如果感覺到更為灼痛，忍耐五分鐘左右，待成分滲透皮膚之後，再用水洗掉。待炎症抑制之後，再實施前述的基礎按摩，再用蒸過的熱毛巾敷一、兩分鐘。這種的處理法，對身體的灼痛也有效。

③雀斑、黑斑、面皰的治療

面皰最容易長在青春期的男女臉上，也可以說是一種活力的證據。然而三十～四十多歲的人，便秘體內累積毒素時，臉孔亦會長出面皰。

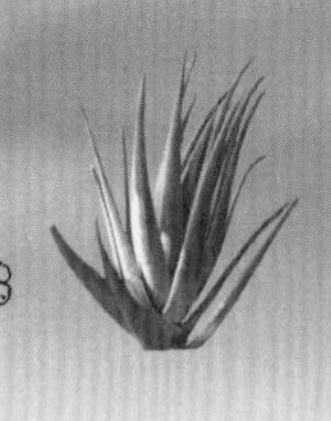

有人說雀斑、黑斑是與生俱來的，如前述曬太多的太陽容易長出黑斑，另外，像腎臟、肝臟有疾病時也會增加。

一旦黑斑、雀斑等增加，可以內服蘆薈，以調整內臟的機能。蘆薈對便秘能夠發揮極好的效果，當然對於面皰，皮膚小瑕疵（兩者都以便秘為原因）亦很有效。

有些人服用蘆薈以後，反而使皮膚上的小疙瘩增加了，這是蘆薈的作用，新陳代謝一時變為活潑，只要繼續服用，新陳代謝就會趨於順調，不久以後小疙瘩就會消失。

最好一面內服蘆薈，一面實施外用的治療。

此種方法極簡單，就如①項所敘述，在實施基礎按摩之後，用蒸過的熱毛巾貼在臉上一、兩分鐘就行。如此，皮膚會受到刺激，蘆薈的成分會促成血液循環的良好，自然可以提高皮下組織的機能。

這麼一來，皮膚的新陳代謝就會轉為活潑，古老的皮膚剝掉，新的皮膚就會長了出來。利用蘆薈的美容可說極為簡單，又非常有效。

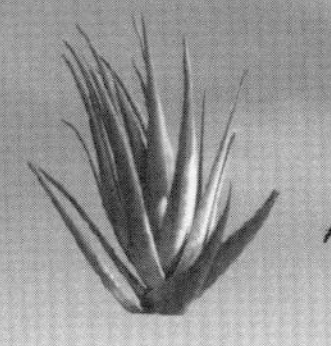

皮膚稍微敏感的人，實施了一次會感覺皮膚跟以前大不相同。即使是普通的人在重複了三、四次以後，亦會感到皮膚格外的光滑、滋潤，跟以前截然而異。再接再厲的實施，皮膚就會富於彈性，別人會感到妳年輕許多。

利用蘆薈的絞汁，或用果凍狀部分塗抹患部，亦有效果。

比起面皰來，黑斑、雀斑比較難以治癒，只實施了四、五次的蘆薈美容法是不可能消失的。只要妳有耐心的繼續做，黑斑及雀斑就會逐漸變淡。

④蘆薈敷面法

女性如果想長久保持肌膚細嫩以及年輕，就必需依靠敷面法，尤其是蘆薈敷面最有效果。蘆薈敷面法能夠有效的防止皮膚粗糙、皺紋，以及黑斑等，並能夠使曬黑的皮膚恢復白嫩。以下為蘆薈敷面的材料與作法。

【材料】

蛋一個，蘆薈絞出汁後，取用它上面的澄清液兩小匙，蜂蜜一大匙，麵粉適量。

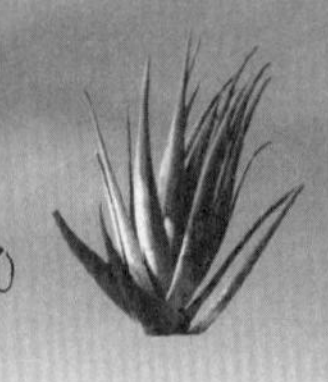

【敷面劑作法】

⑴去掉蘆薈葉上的刺，洗淨後磨成泥狀。

⑵用一塊紗布濾過⑴，絞出汁，放置一段時間之後就有澄清液。

⑶把一個蛋打入碗裏，加上蘆薈的澄清液與蜂蜜。

⑷把它們充分的攪拌。

⑸放入麵粉，再充分的攪拌。硬度以沾在手指上會掉下為宜。太稀一敷上臉孔就會流失，太硬很容易乾掉。訣竅是：不要把麵粉一次就倒入，一面觀察硬度，一面徐徐的倒入。

【敷面方法】

⑴用手指勾取敷面劑，塗抹於臉上多遍。如果皮膚太過於敏感，可以先用一塊紗布覆蓋在臉上，然後才塗抹敷面劑。

⑵塗抹敷面劑以後，靜靜休息三十分鐘。在這個時間內不要移動臉上的肌肉，它就會逐漸的變成乾固。待完全乾固之後，用溫水洗掉，再塗抹一些化粧水。如果敷面劑變成很乾燥，可以用蒸過的熱毛巾敷臉幾遍，就很容易剝掉。

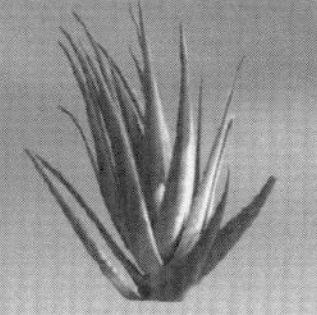

面皰、黑斑、雀斑形成不久，只要以這種的方式敷面，在短時間內就可以消除。

至於形成已好幾年者，因為已經到達皮膚的深層，只是敷面二、三次根本就無濟於事。

皮膚大體上以二十八天為週期更換，因此，至少也要繼續這麼一段時間。如果沒有保護皮膚，只是表面老皮膚會剝落，假如你做蘆薈敷面美容，連深部的廢物也會被拉到表面一起剝掉，皮膚就會顯得奐然一新。

【材料】

蘆薈的生葉……………一片　小　黃　瓜……………一條

雞　　蛋……………一個　麵　　粉……………少量

黑　砂　糖……………少量

【作法】

①把蘆薈洗乾淨，用刀削掉葉上的刺，再用擦菜板磨成泥狀，最後用一塊

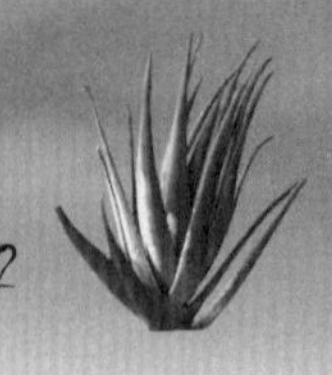

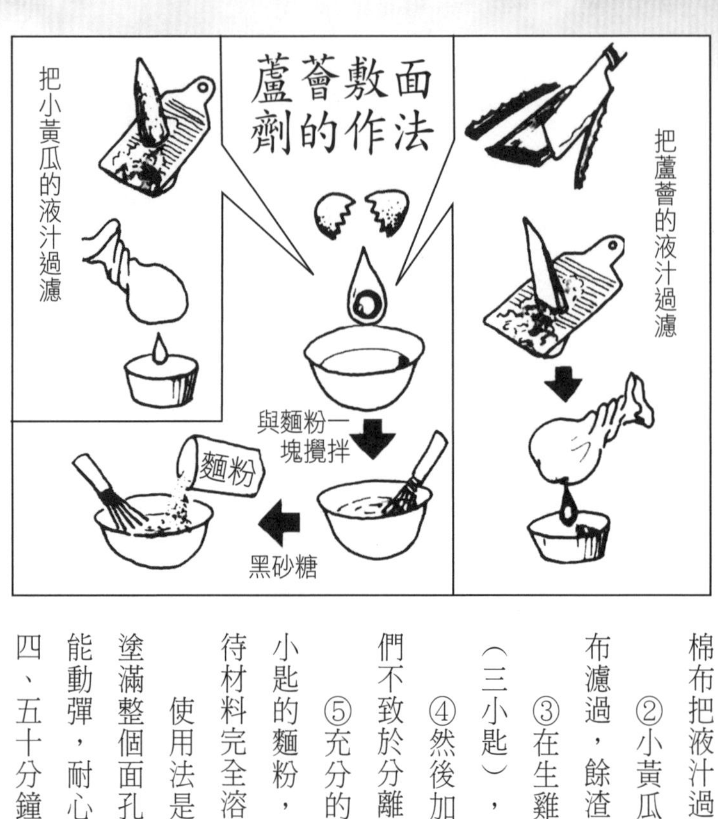

棉布把液汁過濾。餘渣可丟棄。

②小黃瓜也磨成泥狀，用一條布濾過，餘渣丟掉。

③在生雞蛋裏，加入蘆薈生汁（三小匙），再放入黑糖兩小匙。

④然後加以充分的攪拌，使它們不致於分離。

⑤充分的攪拌以後，加入約五小匙的麵粉，再充分的攪拌均勻，待材料完全溶解在一起就行了。

使用法是把這種敷面料重複的塗滿整個面孔。塗抹以後，臉孔不能動彈，耐心的坐著等待，約經過四、五十分鐘後敷面劑就會完全的

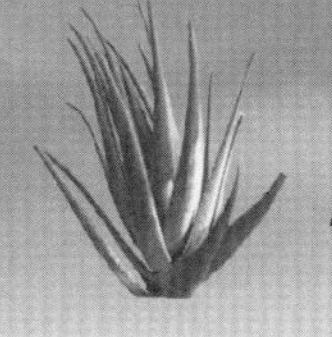

乾燥。這時就可用溫水輕輕的洗掉。

如此做了幾遍以後，妳會感覺到皮膚光滑許多，而且又富於彈性。如果再塗抹蘆薈化粧水（前面所介紹的自製化粧水），效果會更好。

這種蘆薈敷面法，一星期實施一次就可獲得預期的效果。如果一星期能夠實施三次，又有恆心的持續下去，皮膚就會顯得光滑白嫩，有如彈指欲破似的。

蘆薈敷面法

①把敷面料塗滿整個面孔

蘆薈塗料

②待四十～五十分鐘，使它自然的乾燥

③使用溫水把敷面料洗掉

④塗抹一些蘆薈化妝水

蘆薈化粧水

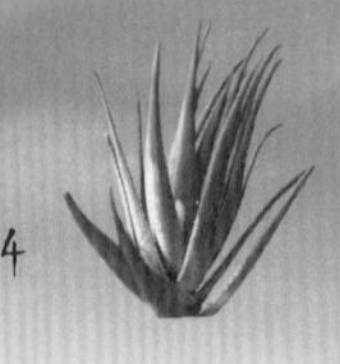

二、入浴美容法

1. 蘆薈入浴美容的各種效果

把蘆薈當成入浴劑使用，即可獲得如下的效果。

⑴使血行轉為良好，整個身子會感覺到很溫暖，不容易傷風感冒。

⑵消除曬太陽所引起的炎症，使皮膚變成光滑。

⑶能夠治癒痱子、皮膚潰爛等皮膚的小毛病。

⑷提早排出皮膚的老廢物，使皮膚轉為細緻，並且充滿了彈性。

⑸提高全身的新陳代謝，調整身體的機能。尤其是能夠使脂肪代謝轉為活潑，能使肥胖的人減肥。

這種蘆薈美容法，在身體容易發冷，新陳代謝低落的冬天實施更為有效。

但是在裸露肌膚，皮膚毛病比較多的夏季，亦可以積極的活用。換句話

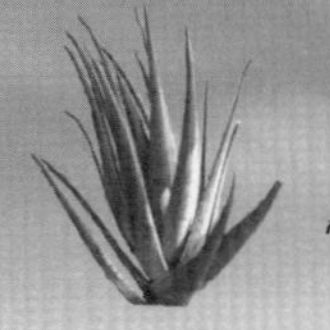

說，蘆薈入浴美容法不問季節都可以利用，因為美容的效果都很好。

①把蘆薈生葉放入浴水法

⑴把一枚蘆薈葉（約七十公克左右）將刺去掉，洗淨以後，切成五公分寬。

⑵把切碎的蘆薈放入十公分見方的布袋裏，將袋口束緊，再放入浴槽裏。布袋可用木綿或化學纖維製成。浴槽裏先放熱水，然後再把蘆薈袋投入，使滲出的蘆薈精更多。

⑶進入浴槽之後，用手去捏蘆薈袋，盡量的使蘆薈精滲透出來。如果皮膚開始感到刺痛，就不要再用手去捏蘆薈袋了。

如果感覺刺激太強，那就爬出浴槽，使用蓮蓬頭淋浴，或用不含蘆薈的水清洗一下，如果用一些浴皂洗淨身上的蘆薈，那就不會再感到刺痛。

又如：身上有刀傷、擦傷時，可躺在浴槽裏，取蘆薈袋擦擦患部，使蘆薈滲透入患部，如此就更有效果。

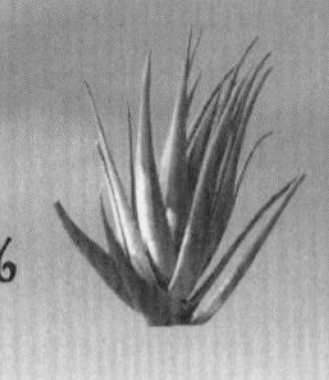

②把絞汁放入浴水法

⑴把蘆薈葉洗淨，用擦菜板磨成泥狀。

⑵用一塊布把蘆薈泥過濾，充分的絞出汁來。

⑶把約三百ＣＣ的絞汁放入浴水裏，充分的攪拌之後再入浴。感覺到刺激太強時，可以爬出浴槽，用浴皂等清洗乾淨。

欲取得蘆薈絞汁時，如果使用果汁機，就可以省去用布過濾的麻煩。

至於皮膚比較脆弱的人，不宜把絞過的蘆薈汁直接放進浴水裏，必需取其澄清液（浮在上面者），再把它放入浴水裏。

只要把蘆薈的絞汁放入玻璃杯，經過短暫的時間就會有澄清液。使用這種澄清液，效果仍然一樣，但是刺激卻是會減輕很多。

把澄清液放入浴槽的量，可依照肌膚的脆弱程度而有所不同。特別敏感的人，只要五十ＣＣ就夠了。

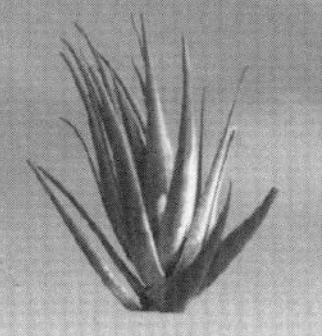

③把澄清液直接塗抹於身體法

⑴以②的方法，取蘆薈絞汁的澄清液。

⑵但是不要把它放入浴槽裏，而是直接用來塗抹身體。用手指尖沾著澄清液，往身上重複的塗抹數次。特別是在有外傷或毛病的部位，更要刻意的塗抹。

⑶利用整個手掌按摩，使蘆薈的精華能夠滲入體內。

⑷隔了一段時間之後，用溫水洗掉，再入浴，使身體感到暖和。

2.用毛刷擦全身最有效

如果用①②③的各種方法，再擦刷全身，效果更高。進入蘆薈浴槽淋浴，或者在塗抹蘆薈澄清液之後，再用一根刷子（以馬毛製成最理想）從身體的末端部分朝向心臟按摩。

首先，從腳部開始，再移到手腕、腰部、肚子、背脊以及胸部。

身體整個擦完了以後，浸一浸蘆薈浴也可以，但是，並非如此做才行。擦完了身體以後，用冷水沖淋，就能夠使皮膚緊收。

實施蘆薈入浴法的人，必需依照如下的順序：

⑴最初實施刺激最少的①方法。如感覺刺激太強，可以把蘆薈量減少到三分之二，若仍然感到刺激難忍，不妨再減少。

剛開始洗蘆薈浴的人難免感到些微的刺痛，但是，重複了幾次以後就會習慣。

⑵第二次，不妨使用②絞汁的方法實施。

⑶進一步用③澄清汁的方式實施。一般人的肌膚，可以跳過⑵，從⑴直接跳到⑶的方法。

在各階段，請不要併用①②③的利用法。這一點請特別注意。一旦併用，蘆薈的使用量將變成過多。其實，只用一種方法就能獲得充分的效果。

在平常，每星期實施一次也就足夠了，但是在容易引起皮膚毛病的夏季裏，一星期不妨實施兩次，效果比較好。

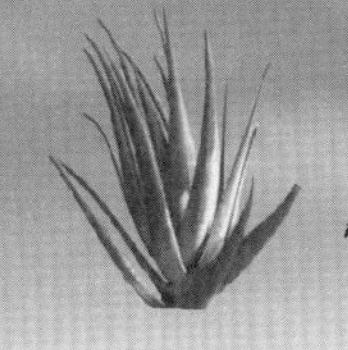

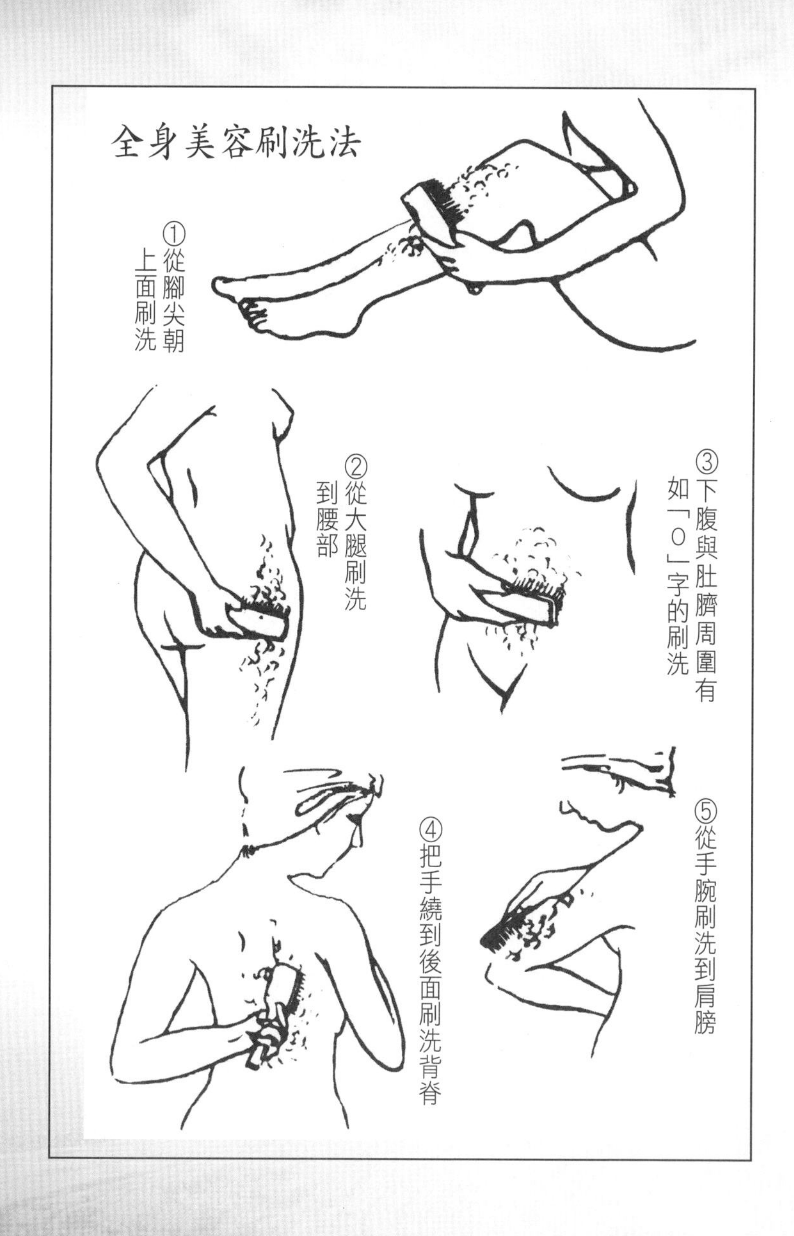
全身美容刷洗法
①從腳尖朝上面刷洗
②從大腿刷洗到腰部
③下腹與肚臍周圍有如「O」字的刷洗
④把手繞到後面刷洗背脊
⑤從手腕刷洗到肩膀

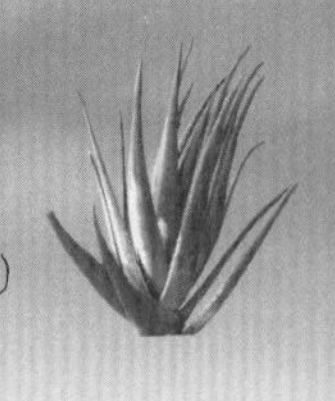

採用這種入浴法，由於毛孔比普通的入浴法更能張開，體垢的排出將特別的多，所以浴水比較容易髒。

因此，最後再準備一些清淨的水，再入浴沖洗一下。

蘆薈的絞汁可以一次絞出多量，放入冰箱可保存一個星期左右。

三、頭髮的美容法

1. 頭髮的問題越來越多

現代的都市，空氣的污染變成相當嚴重。頭髮也很容易受到污染，頭髮洗滌的次數也比往昔增加。這些現象使掉髮、分叉、頭皮增多、發癢等的毛病也無形中增多。

對於這些毛病，蘆薈汁也能發揮效果。由於蘆薈的消炎作用，促進新陳代謝的功能，頭裏所形成的濕疹將痊癒，頭皮轉為年輕，並且增強了毛根，自然

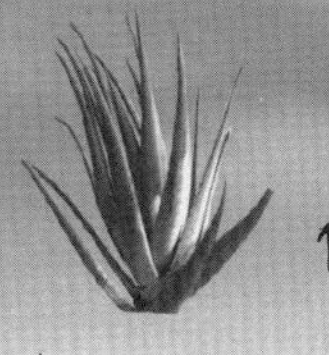

就可以防止頭髮脫落、白髮，以及頭皮屑的產生。

除了類似養毛劑的作用之外，蘆薈亦能夠使受到傷害的頭髮轉為美麗，並且能夠消除過多的脂肪。

為了克服頭髮的各種毛病，在使用蘆薈時，最重要的一件事為：有耐心而長期的使用。

同時，頭髮的各種毛病，往往是荷爾蒙的不平衡，或神經方面的原因所造成。因此，除了外用，最好兼內服，並且保持心境的寧靜，去除心裡的陰影。

2. 養護頭髮法

頭髮的養護以如下的方法進行。

(1)去掉蘆薈葉上的刺，充分洗淨之後，再用擦菜板磨成泥狀，用一塊布包著，絞出汁。

(2)把這些汁放入碟子裏，用手指尖沾著，塗抹在整個頭皮上，直到濕溜溜為止。

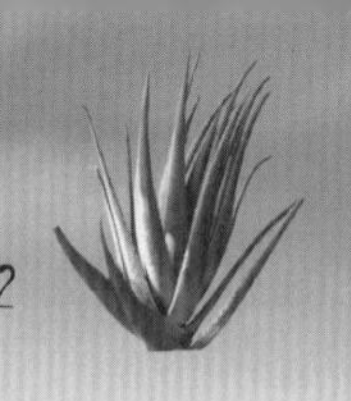

⑶用手指尖按摩整個頭皮。

⑷用蒸過的熱毛巾覆蓋在頭髮上五分鐘。蒸過的毛巾要使用兩條，一條纏在頭髮上，一條就覆蓋在上面。

如此一來，毛孔就會張開，蘆薈的精華就會盡量的被吸收。

如果感到使用蒸毛巾太麻煩，那就不要使用它，在塗抹蘆薈絞汁以後，放置五分鐘就行。不過，使用蒸毛巾的效果比較好。

⑸經過了五分鐘以後，用洗髮劑洗掉。頭皮比臉孔上面的皮膚脆弱，普通人可以直接的塗抹蘆薈的絞汁，可是皮膚特別脆弱的人，可以使用澄清液。

除了把蘆薈汁當成護髮劑使用外，更可以把它加入市售的潤髮液裏面，當成潤髮液使用。在使用時，不僅要顧慮到頭髮，同時也要注意到頭皮。

3. 使用六個月就長髮的例子

除了上述的處置方式，每天再用一點蘆薈汁塗抹頭皮，同時施以按摩，經過了三個月左右就產生細毛，六個月以後就毛髮叢生。

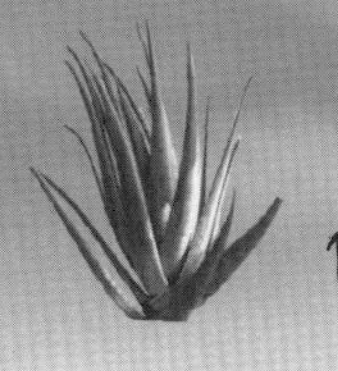

如此，把蘆薈當成掉髮防止劑或發毛。養毛劑使用時，在塗抹於頭皮以後，沒有必要洗掉。

在洗髮以後，或者每天例行的梳髮之後，以使用養髮油的要領，塗抹於頭皮就行了。

不管是使用那一種方法，只要把蘆薈的絞汁收集起來放入冰箱裏保存，就可以維持一星期左右不壞。如果放進冷凍庫，更能夠保存幾個月之久。

除此以外，使用市售的蘆薈原液，或用蘆薈精華裝成的養髮劑也可以。

四、蘆薈保養品

1. 蘆薈化粧水

這裏的蘆薈化粧水，在市面上是買不到的。因此，必須敘述其製法。

把蘆薈的生葉洗淨，用擦菜板磨成泥，以便取用蘆薈的汁液。再用兩、三

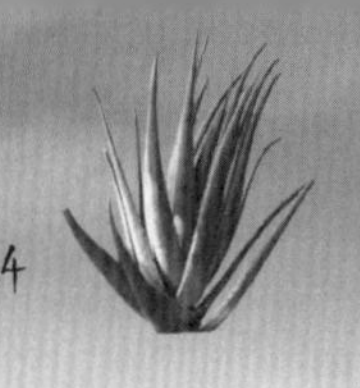

層的紗布過濾之後，用水稀釋就成了。

其實，使用濾過的原汁也可以，不過對剛開始使用的人來說，實在太強烈了一點。所以，剛開始時，還是以水稀釋再用比較好。待習慣了以後，就可以增濃一些。

在長五公分的蘆薈葉中，約含有十五毫克的維他命 B_2、B_6，以及 B_{12} 等。而且由於其分子很小，容易吸收滲透，對健康、美容有很好的效能。

上述的蘆薈化粧水，可以拉緊皮膚、收縮毛孔，並給予皮膚營養，具有很卓越的美容效果。而且蘆薈化粧水，也可用來塗抹頭髮，使頭髮黑亮，增加光澤，亦可放入浴水中洗澡。

為了使前述的「蘆薈化粧水」更有效的發揮效果，不妨同時進行「指壓」與「按摩」兩種方法。下面就介紹蘆薈化粧水併用指壓與按摩的美容法。

①指壓美容術

⑴使用蘆薈化粧水時，併用的指壓美容術，首先要從上額部分開始。

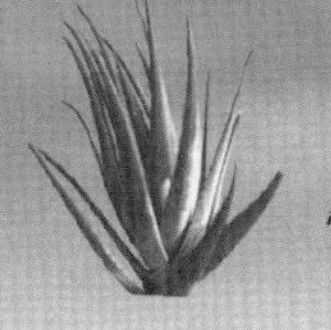

利用蘆薈製成化妝水與養髮水

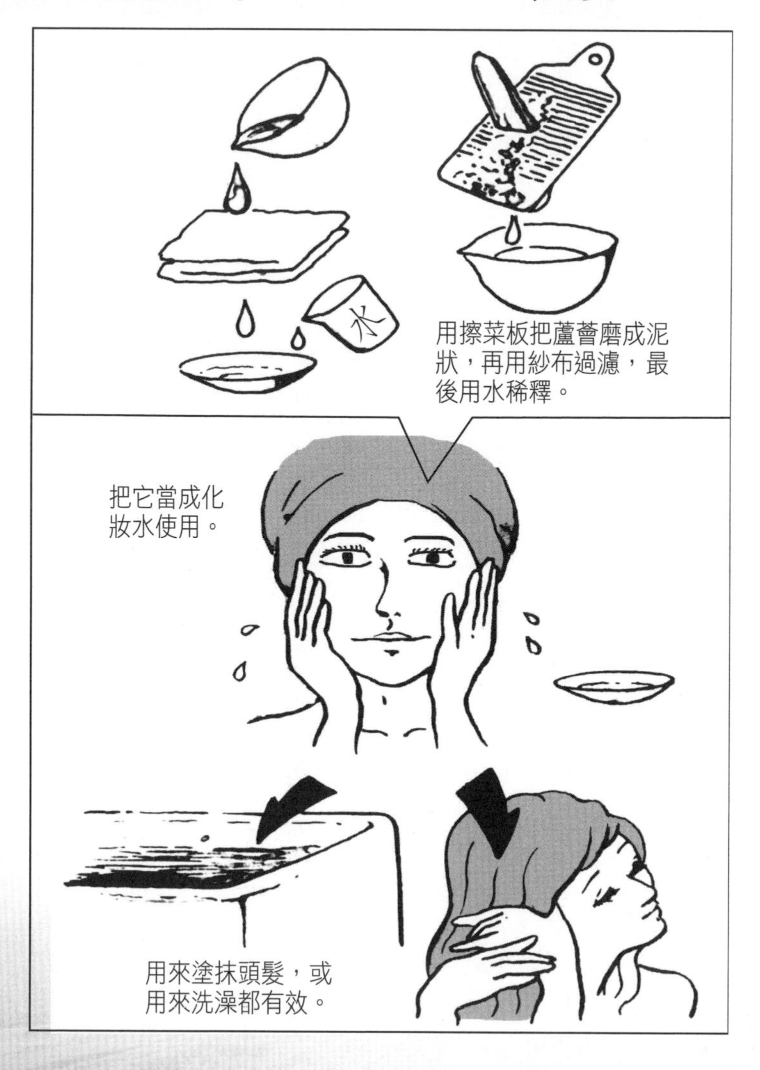

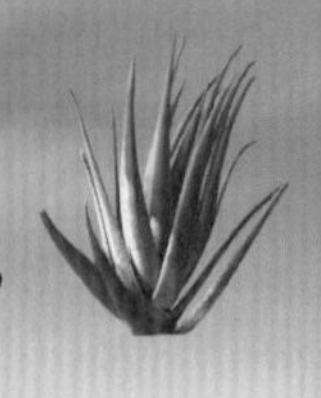

把食指、中指以及無名指併攏，兩手一齊從額上朝額下，有順序的指壓。一次指壓的時間約為三秒鐘。整個額部都要按摩到。

(2)其次，以食指和中指，指壓太陽穴周圍一帶，一次的指壓時間亦為三秒鐘左右。

(3)指壓太陽穴以後，再以大拇指指壓顴骨下方的凹入處。以大拇指，有如要從下面往上推一般的按住。這兒的肌肉是進食以及說話時經常使用，特別容易感到疲倦。因此，要好好的指壓一番。

(4)指壓耳朵下方約三公分處。併攏食指、中指、無名指，好好的按壓一番。

經過按壓後，妳的頭腦就會感覺到輕鬆，實在很舒服。

除了上述的部位以外，眼皮上方、眼尖的按摩都具有美容的效果。下巴的鬆弛處，可用大拇指有如欲拉緊般的按摩。

依照以上所講的順序，重複著三次至四次的指壓。指壓能夠使血行轉為良好，當然蘆薈化粧水就更能發揮功效。

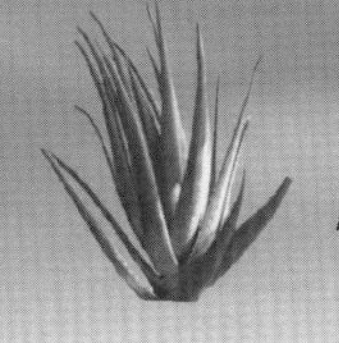

●以「指壓」與「按摩」提高美容效果的穴道

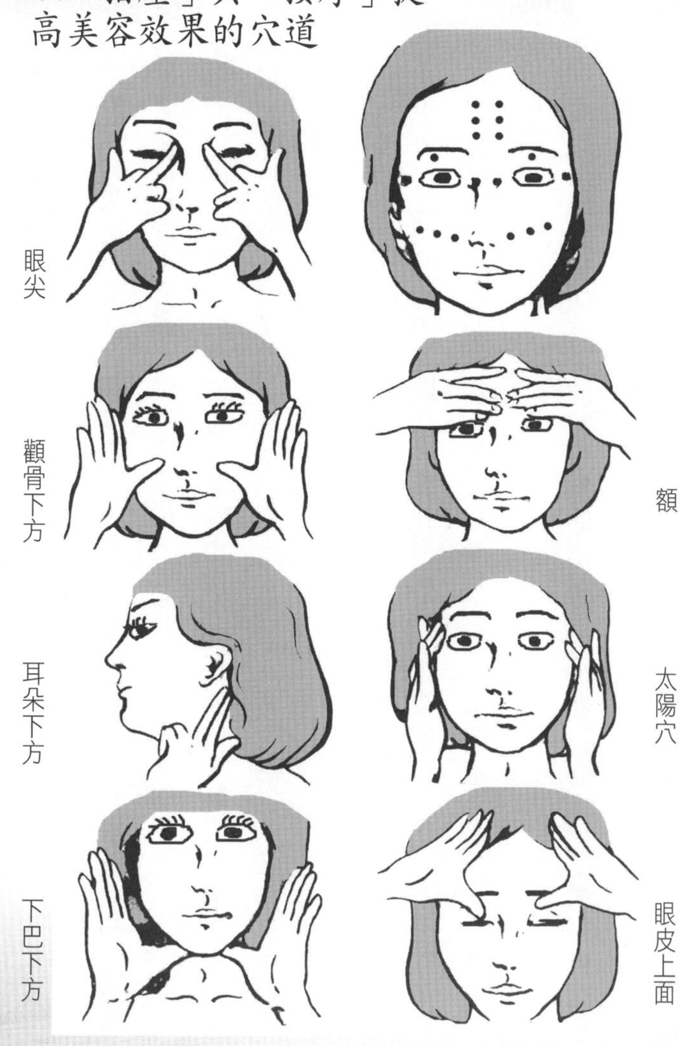

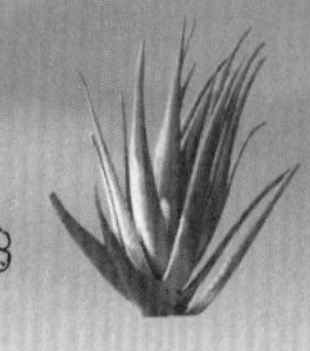

②按摩美容法

按摩的目的是給予肌肉一種刺激。因此，對消除黑斑、小皺紋是格外有效果。為了使蘆薈化粧水更進一層發揮作用，按摩是非常有幫助的。

按摩的方法，必需有如螺旋般的運動手指，從上額↓太陽穴↓顴骨下方↓鼻梁兩側↓眼睛下方↓口唇兩側↓下巴下方↓頸部，依次的進行按摩。下面即為具體的按摩法。

(1)併攏食指、中指以及無名指，於上額，一面有如螺旋般的按摩，一面移動到額頭下方。從額頭的中央開始，再往兩側，要重複的按摩。

(2)其次，以相同的要領，從太陽穴按摩到顴骨上方附近。然後，從鼻梁兩側移動到眼睛下面一帶。

(3)以大拇指跟食指揉拉，放開口唇的兩端，有如要把唇部兩側的肉向上拉一般地放開手。嘴唇四周最容易長出小皺紋，因此，必需如此的按摩皮膚。

(4)下巴下面的部位，用大拇指的指腹，有如要向兩側推去的按摩。

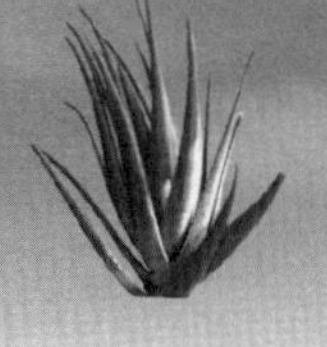

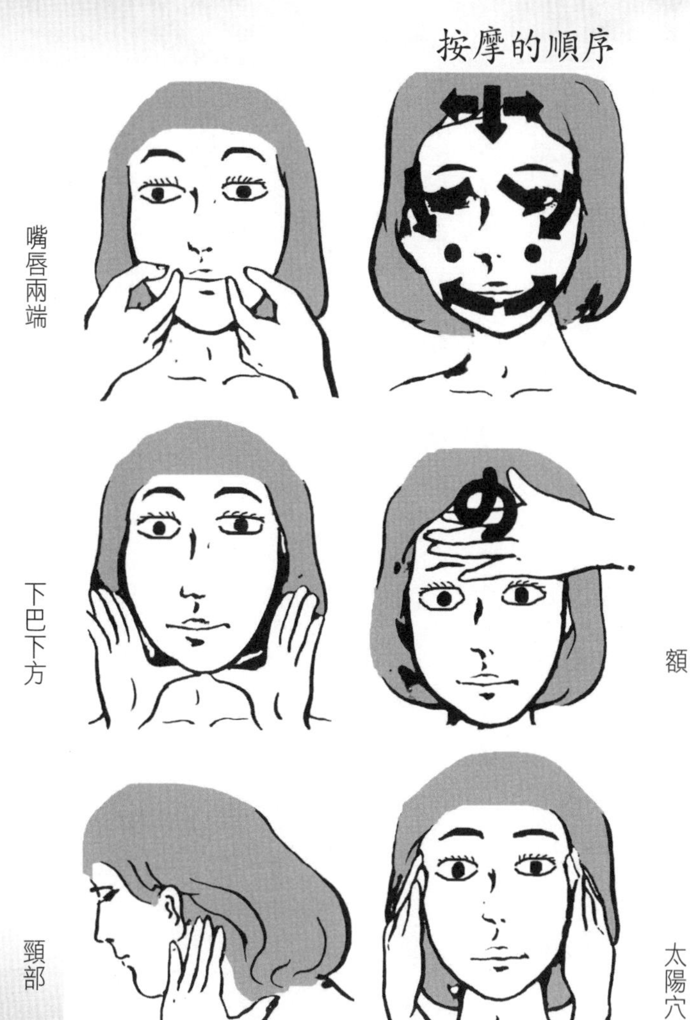
按摩的順序
嘴唇兩端
下巴下方
額
頸部
太陽穴

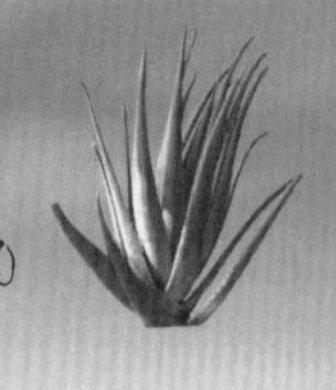

⑸最後按摩頸部。使用中指、無名指、食指，從上到下，仔細的按摩。有如上述一般，按摩整個臉孔之後，能使皮膚下面的毛細血管血行轉為良好，並且能夠提高肌肉的彈性，使皮膚再度恢復生氣。

2. 蘆薈養髮水

蘆薈養髮水的製法跟前一項的蘆薈化粧水相同。雖然是用來塗抹頭髮（其實，頭皮也要塗抹），但是，剛開始使用的人亦要用水稀釋，待習慣以後才逐漸的增濃。

使用法跟平常的養髮水一樣。

把蘆薈養髮水灑到頭髮之後，必需趁勢把頭皮按摩一下。如果是剛出浴，由於頭髮通常是濕溜溜的，因此，不必用水稀釋就可以使用。

蘆薈養髮水能給予頭部皮膚營養，又能夠使毛根部的血行良好，因此，不僅能夠止癢，以及防止頭垢的產生，並且能夠預防脫髮以及白髮。

只要每天不斷的使用，就能夠擁有光澤烏黑的秀髮。

不過，蘆薈化粧水與養髮水不能長久的保存。因此，不妨把蘆薈汁滲入酒精裏，再用水稀釋，這也不失為一種好方法。

3. 蘆薈護唇膏

一到了寒冷而乾燥的季節，嘴唇就會變成粗糙，缺乏水分，甚至脫一層皮而流出血來。

若有這種情形，如能夠塗抹蘆薈製成的護唇膏，則可防止嘴唇的粗糙。

製法：用擦菜板把蘆薈磨成泥狀，用紗布過濾，再加入一些蜂蜜。

蜂蜜有適度的黏性，塗抹在嘴唇之後，嘴唇就不致於乾燥，而且又容易使唇膏沾唇。

蘆薈液及蜂蜜皆含有充分的營養，嘴唇一旦獲得了營養，四周的皮膚就會富於伸縮性。如此製成的蘆薈護唇膏，比一般市面上的護唇膏要高明很多，效果也是有目共睹的。

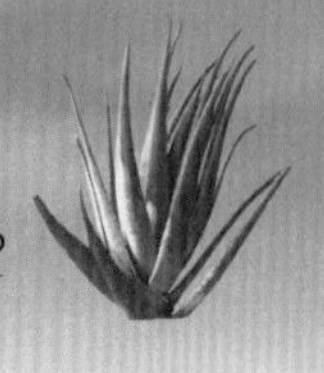

而且只要把它裝入小型的空瓶裏，即可以隨身攜帶，可說非常的方便。
蘆薈製成的護唇膏是幾近無色的透明液。因此，男性及小孩皆能夠使用。

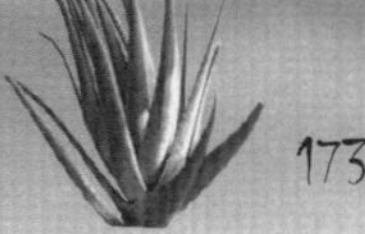

第四章 蘆薈製品、烹調品

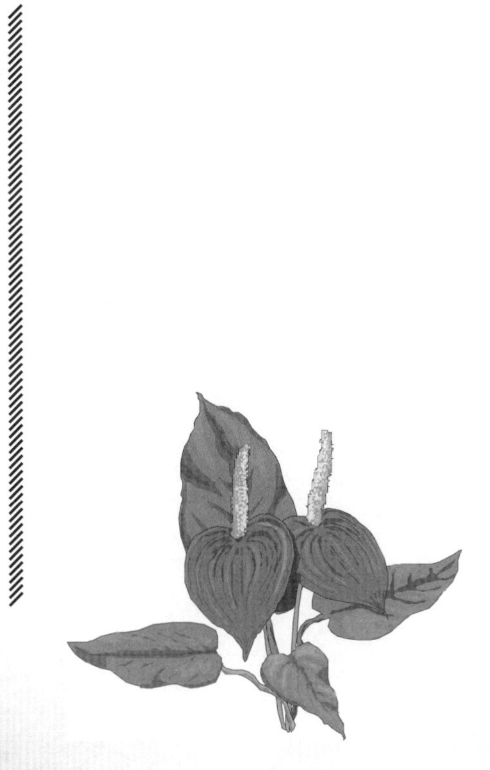

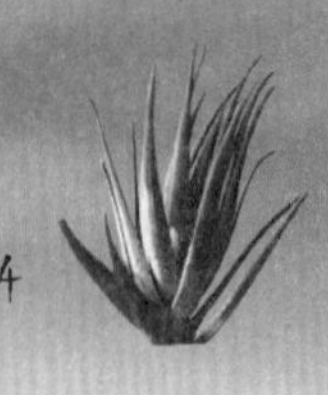

一、蘆薈各種用法

歸納起來，已經分別敘述了蘆薈對於刀傷、燒燙傷、白癬、濕疹、蚊蟲咬傷（被蜂、蚊等害蟲所刺傷）等各種的外傷有很好的功效。其實，對於所謂的外傷，一向就有各種不同的塗抹與敷法。

關於形形色色的外用方法，將從實際的例子裏，挑選出用途最為廣泛的幾種，舉例介紹。大家在實際外用蘆薈時不妨做為參考。

⑴最普遍且用例最多，是剝掉蘆薈生葉的表皮，取出裏面富有水分的黏狀葉肉，用它的液汁塗抹患部。或把蘆薈葉用擦菜板磨成泥狀，用紗布絞出汁液使用。外傷屬於局部性，面積小，症狀又輕微，可以採取這種方式，這也是普遍而廣泛地被採用的方式。除此之外，塗抹蘆薈軟膏，藥效也大致相同。

⑵剝掉蘆薈葉的表皮，取出裏面的葉肉，再把它塗於患部。這種方式的利用率，排名在⑴用法之後。不過，使用此種方式，必需在蘆薈上面貼一塊紗布

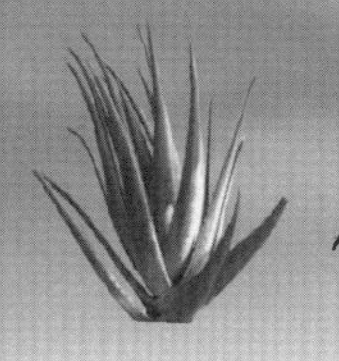

或棉布，再用繃帶紮好，或用絆創膏固定。這種方式適合於患部比較大，而症狀比較嚴重。待蘆薈葉肉乾掉，沒有水分時，就要再貼上新的葉肉。如果只剝掉葉的一側，另外一側留著表皮，用葉肉那一側，即不至於很快就乾枯，可以持續很久。

(3)削掉蘆薈葉表面的刺，不必剝掉表皮，就這樣用擦菜板磨成泥，再攤於紗布或棉布上面，濕布患部的方式。這種濕布方式跟(2)同樣，對於患部的發熱紅腫非常有效。而且比起(1)來，更能夠強烈的顯示出藥效。又含有葉的表皮，有人說比(2)更為有效，患部傷口大也比較容易貼，同時也不失為簡易的方法。

不過，體質不適合於蘆薈，或外傷比較嚴重時，由於承受不了蘆薈強烈的藥效，而產生出疹狀的小顆粒。不曾使用過蘆薈，或皮膚特別敏感時，最好用一些清水稀釋，使用起來就比較安全。

(4)把蘆薈磨成泥狀之後，用一塊棉布包起來，絞出液汁，再用一些清水稀釋，以便使用。例如：當成蘆薈化粧水使用，以便預防凍傷，或者皮膚乾燥、

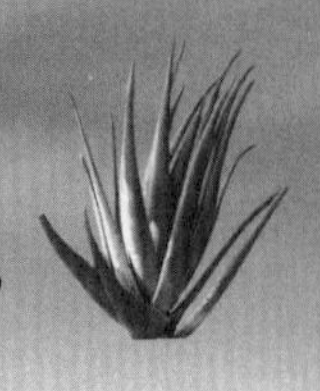

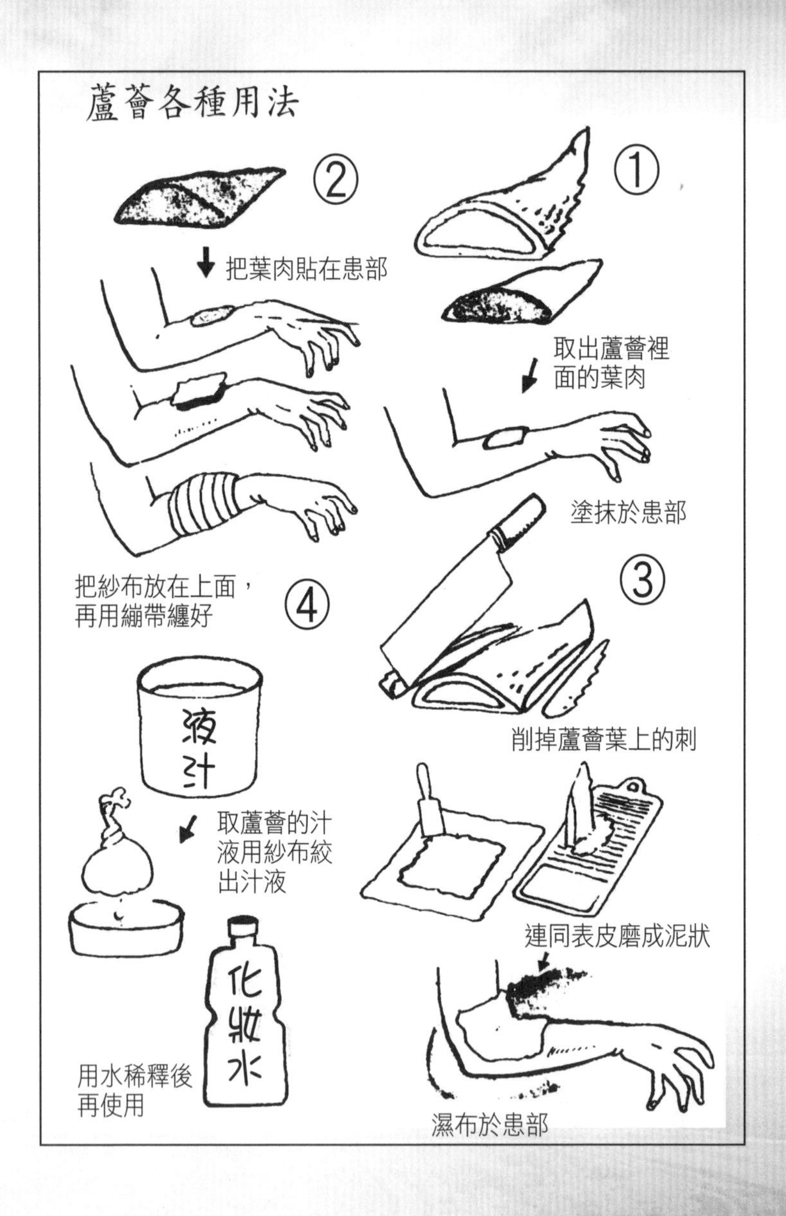

蘆薈各種用法
①
取出蘆薈裡
面的葉肉
塗抹於患部
②
把葉肉貼在患部
把紗布放在上面，
再用繃帶纏好
③
削掉蘆薈葉上的刺
連同表皮磨成泥狀
濕布於患部
④
液
汁
取蘆薈的汁
液用紗布絞
出汁液
化
妝
水
用水稀釋後
再使用

粗裂等。同時也可以用來治療輕度的香港腳，以及癬類等的皮膚病。

另外，還可以用來洗蘆薈浴，以及內服兼外用等。在這裏，主要是敘述外用的方法。

二、日常的烹飪

只要平常善用蘆薈，時時內服蘆薈，對胃腸必產生很大的益處，不僅可以消除惱人的便秘，亦可使血液循環良好，極有助於健康。關於這一點，已經在「蘆薈內服法」說清楚了。

因此，我們不妨更進一步把蘆薈活用到日常的烹飪方面，只要時常攝取蘆薈，我們的身體將可以更健康，並保持良好的狀況。

若是稍微注意烹飪方面的調味，即可以克服蘆薈苦味難入口的問題。相同的，老年人與幼童也就不會視吃蘆薈為畏途了。

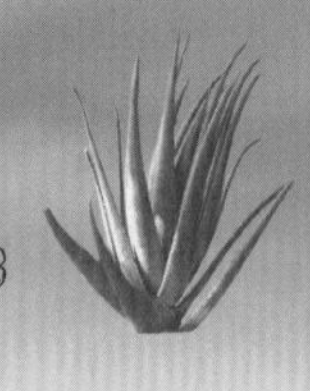

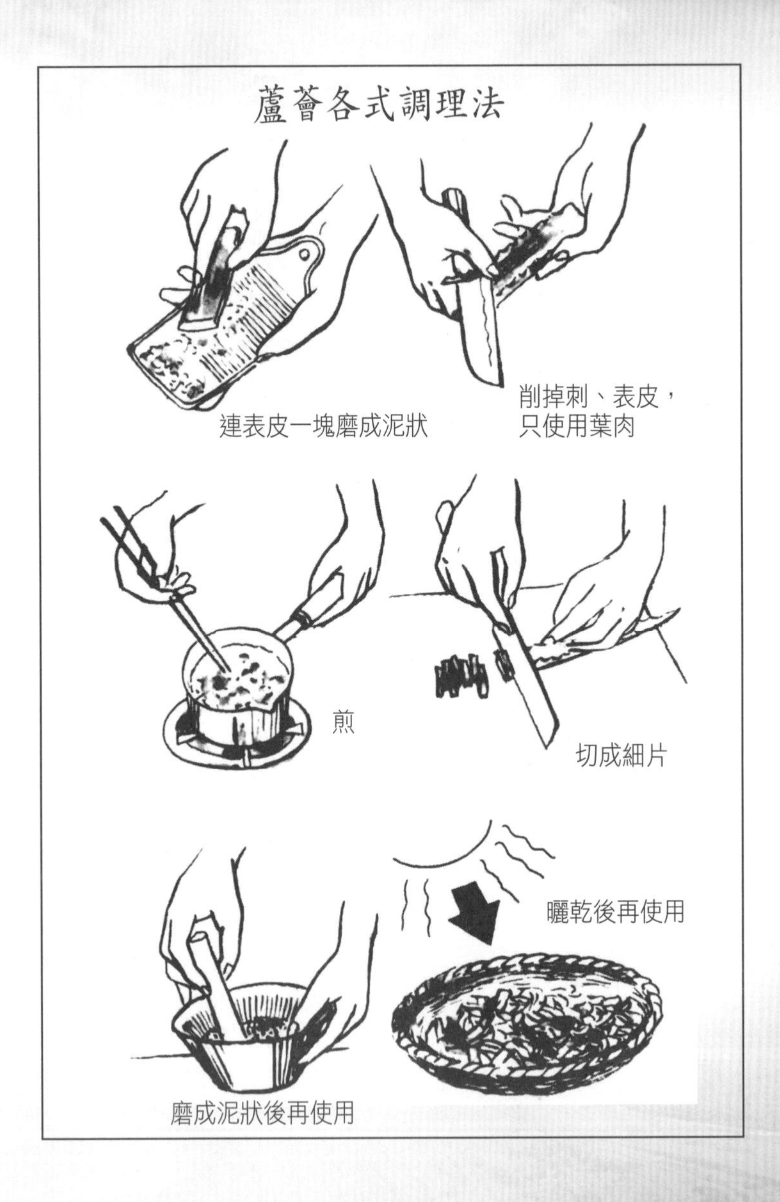
蘆薈各式調理法
連表皮一塊磨成泥狀
削掉刺、表皮，
只使用葉肉
煎
切成細片
曬乾後再使用
磨成泥狀後再使用

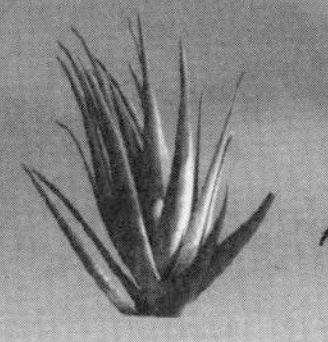

三、各種料理

1. 蘆薈炒什錦菜

【材料】（四人分）

雞肉一百五十公克，調味料A（酒一大匙，鹽少許，太白粉一大匙），竹筍一百公克，香菇四個，長蔥一支，紅蘿蔔半條，大蒜兩瓣，蘆薈一枚，調味料B（蚵油一大匙，豆瓣醬⅔大匙，酒一大匙，醬油半大匙，砂糖少許），芝麻油、炸用油，溶水的太白粉、沙拉油等。

【做法】

(1)雞肉切成小片，用A的調味料調好。準備一百四十度的油炸雞肉。竹筍、紅蘿蔔切成長方形，香菇切成薄片，蔥切細蔥花，大蒜打碎，蘆薈切成一小口，厚度為兩公釐。

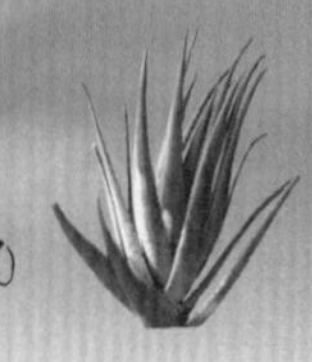

(2)鍋烤熱，放入沙拉油，放入大蒜、紅蘿蔔、竹筍炒一炒。炒熟就加入香菇片、蔥、蘆薈再炒幾下，放入B的調味料，很快的攪拌，再加入芝麻油，溶水的太白粉。

2. 蛤炒蘆薈加番茄醋

【材料】（四人分）

蛤五百公克，蘆薈一枚，蔥¼支，薑二十公克，大蒜一瓣，青江菜四支，沙拉油三大匙，酒兩大匙，鹽、胡椒少許，高湯½杯，番茄醋（蚵油一大匙，番茄醬兩大匙）。

【做法】

(1)青江菜用滾熱的水燙好（要用強火，以保持原來的青色），蛤使牠們把沙吐出來，充分的洗滌。蘆薈切成小片。蔥、薑、大蒜亦切成小片。

(2)用沙拉油很快的把蔥、薑、大蒜炒幾下，加入酒、高湯。待蛤張開時，放入蘆薈，放入調味料後，就可以盛在盤子上。

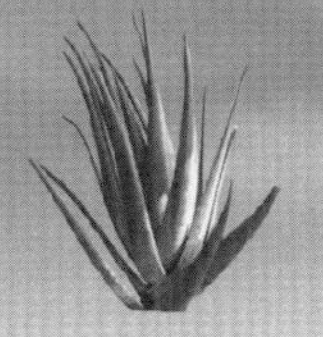

⑶把⑴的青江菜炒一炒，用高湯、鹽、胡椒調味後，排列在盤子周圍。

3. 蝦炒芹菜加蘆薈

【材料】（四人分）

冷凍蝦仁三百公克，鹽、太白粉少許，調味料（鹽、酒各兩小匙，蛋白一個，太白粉兩大匙），芹菜三支，蔥一根約五公分長，切成薄片的薑三片，高湯半杯，蘆薈一枚，鹽⅔小匙，酒一大匙，糖、胡椒粉各少許，沙拉油三大匙，芝麻油少許，炸用油等。

【做法】

⑴蝦仁取掉背上的腸子，加入鹽與太白粉輕輕的揉一下，洗淨，再濾乾水分。

⑵把⑴放入碗裏，加入調味料，放置約十分鐘左右，再放入一百三十到一百四十度的油炸一下，再濾掉油氣。

⑶芹菜切成五公分長，蘆薈切成斜斜的小片。

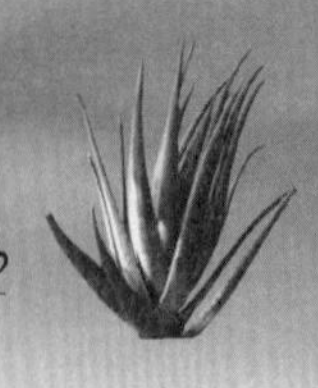

⑷蔥切成細蔥花。

⑸把沙拉油放入鍋裏加熱，炒蔥、薑，待香氣溢出來時，再加入芹菜、蘆薈。

⑹最後加入⑵的蝦仁，用高湯、鹽、酒、砂糖、胡椒、芝麻油調味。

4. 蘆薈炸肉

【材料】（四人分）

瘦豬肉一百五十公克，洋長蔥八支，青椒四個，洋蔥四個，小茄子四個，外皮（麵粉一杯，蛋一個，冷水⅔杯，切成細片的蘆薈兩大匙），炸用油、高湯一杯，調味酒¼杯，醬油¼杯。

【做法】

⑴瘦豬肉切成一口大小的薄片，洋長蔥在莖部分劃開，洋蔥由橫向切成三等分。小茄子去蒂，由縱面切開成對半，再切成小片。

⑵把蛋放在碗裏打鬆，加入冷水，再放入切成細片的蘆薈，最後放入麵粉

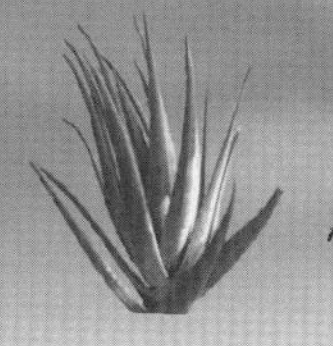

調好。

(3)用(1)沾(2)的外皮，準備炸用油，最初炸豬肉，接著把油的溫度降一些，以便依次序的炸蔬菜。

5. 飯糰加蘆薈

【材料】（四人分）

米飯兩杯，蘆薈一枚，洋蔥半個，乳酪六十公克，牛油四大匙，番茄醬兩大匙，麵粉兩杯，牛奶一杯，鹽、胡椒各少許，生菜、番茄、油炸用的麵粉、打鬆的蛋、生麵包粉，炸用油適量。

【做法】

(1)把切細碎的洋蔥，用一大匙牛油炒熟了以後，再加入一大匙牛油炒飯。先加入鹽、胡椒，再加入切碎的蘆薈，再炒幾下。

(2)把牛油放入鍋裏溶解，放入麵粉，用中火炒，注意勿炒焦。炒一下就離火，加入牛奶，用木杓子充分的攪拌。再度放回火上，攪拌到有黏度為止，以

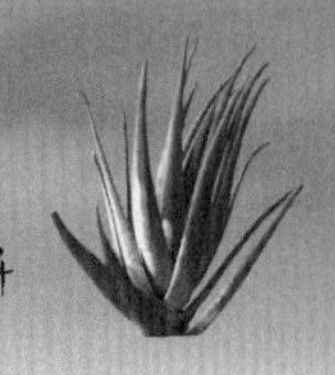

鹽、胡椒調味，做成白色的調味料。

⑶把⑴跟⑵與乳酪、番茄醬等混合在一起，製成乒乓球一般的大小。用麵粉撒，沾上打鬆的蛋、生麵包粉，用中溫的油炸。

⑷用生菜葉、番茄等裝飾，趁熱吃。

6.青花魚加蘆薈

【材料】（四人分）

青花魚一條，酒一大匙，薑汁少許，醬油一大匙，太白粉四大匙，高湯兩杯，調味料（淡醬油一大匙，鹽一小匙多），蘿蔔兩百公克，蘆薈一枚，蔥半支，炸用油。

【做法】

⑴青花魚切成三段，澆上酒、薑汁、醬油，再撒上太白粉，用一百七十度的油炸。

⑵把蘿蔔及蘆薈磨成泥狀，放於竹簍上，輕輕的擠出多餘的汁。

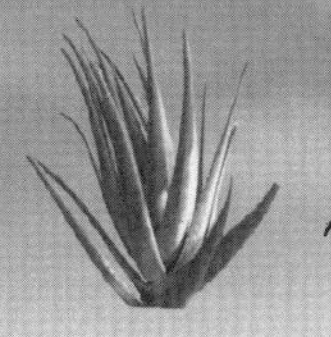

⑶把高湯放入鍋裏，加入調味料煮開。再加入⑵的蘿蔔泥及蘆薈泥調味，最後淋在⑴的青花魚上，加上蔥花。

7.竹筍炒蘆薈

【材料】（兩人分）

竹筍一百公克，榨菜一棵，蔥兩支，蘆薈一枚，炸用油，調味料（酒一大匙，蠔油一小匙，鹽、胡椒、醬油各少許），芝麻油適量，沙拉油。

【作法】

⑴竹筍、榨菜、蔥、蘆薈切成細絲。

⑵鐵鍋放在火上加熱，放入油，用低溫炒竹筍、榨菜。

⑶鐵鍋加熱，放進沙拉油，以強火炒一下竹筍、榨菜、蔥、蘆薈，加入調味料。看個人的愛好，亦可加入芝麻油。

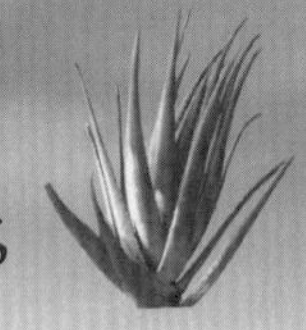

8. 蛋炒飯加蘆薈

【材料】（四人分）

米兩杯，高湯兩杯半，酒兩大匙，蛋兩個，蘆薈一枚，鹽少許。

【做法】

⑴米在煮以前就要洗好。

⑵把高湯放進鍋裏，待沸騰時加入酒，用這些液體煮米成飯。

⑶在飯快煮好時，打鬆兩個蛋，連同蘆薈的細碎片、鹽等加入，充分攪拌之後，再蒸煮一下。

9. 蘆薈炒飯

【材料】（四人分）

米飯三杯，蘆薈一大枚，蔥½支，魚糕一百公克，竹筍五十公克，蛋兩個，鹽、胡椒、化學調味料各少許。

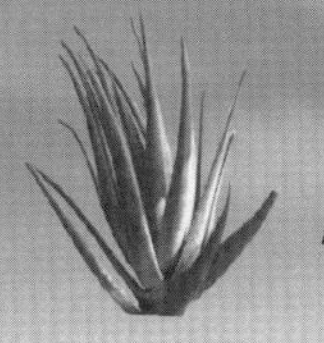

【做法】

(1)蔥、竹筍洗淨之後，各切成細碎片。蘆薈切成小片，厚度為二公釐，把魚糕撕成細片。

(2)蛋打鬆。

(3)把沙拉油放入鍋裏加熱，把打鬆的蛋薄薄的澆在鍋上，做成蛋皮之後，放在盤子上面。

(4)沙拉油放入鍋裏，放入(1)的材料炒一炒，再加入沙拉油，倒進米飯，用強火把全部的東西炒一下。

(5)把(3)加入(4)，加入鹽、胡椒、醬油、化學調味料、麻油等。

10. 蘆薈炒馬鈴薯

【材料】（四人分）

蘆薈一枚，馬鈴薯兩個，白芝麻一小匙，兩大匙沙拉油，醬油半大匙，砂糖少許，鹽、麻油各少許，酒一大匙。

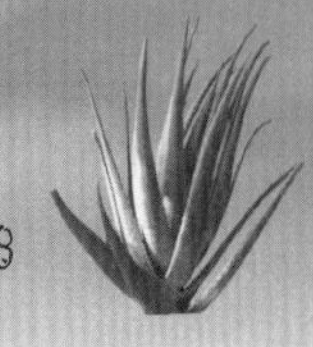

【做法】

⑴馬鈴薯切成細絲，浸水一段時間，再盛入竹簍裏，濾乾水分。蘆薈切成細絲。

⑵把平底鍋放在火上加熱，放入沙拉油，炒馬鈴薯，過幾分鐘以後，再加入蘆薈炒一下。加一些酒，以砂糖、鹽、醬油調味，再撒一些芝麻油。

⑶最後撒上一些白芝麻。

11. 馬鈴薯煮蘆薈

【材料】（四人分）

馬鈴薯五百公克，五花豬肉一百五十公克，蘆薈一枚，切成薄片的薑三片，三大匙酒，糖一大匙，醬油三大匙，高湯、沙拉油兩大匙，調味酒半大匙。

【做法】

⑴馬鈴薯沾水再削去外皮，洗淨，去掉水分。

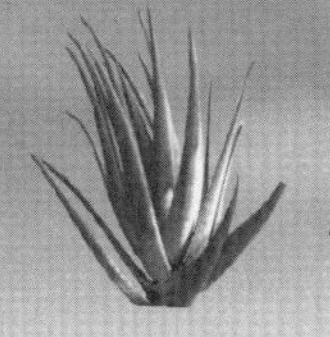

⑵用沙拉油炒薑片，待爆出香味以後，放進馬鈴薯同炒，炒幾下之後，再放入豬肉同炒。撒入酒，加入高湯及一點水（剛剛淹過馬鈴薯就行），覆上鍋蓋繼續煮。

⑶待⑵煮軟之後，加入砂糖、醬油、蘆薈等繼續煮。煮一段時間後加入調味酒，再煮一下。

12. 蘆薈牛肉捲

【材料】（四人分）

蘆薈一枚，切成薄片的牛肉兩百公克，蔥一支，沙拉油兩大匙或三大匙，鹽、胡椒各少許、酒一大匙，麵粉、砂糖、醬油各少許。

【做法】

⑴蘆薈及蔥切成八公分長，寬五公釐的大小。

⑵牛肉攤開，用打肉器輕輕的拍打，沾上鹽、胡椒，把⑴放在牛肉片當中捲起來，再輕輕的撒上麵粉。

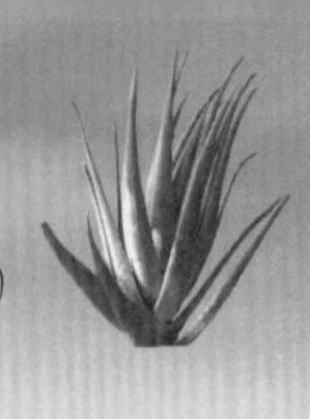

⑶把沙拉油放入鍋裏加熱，把⑵放進去一面翻轉一面炸。去掉汁，撒入一些酒，再加入砂糖、醬油。

13. 蘆薈味噌湯

【材料】（四人分）

蘆薈一枚，油炸豆腐兩塊，蘿蔔五十公克，高湯四杯，味噌三、四大匙。

【做法】

⑴油炸豆腐切成方塊，蘿蔔切成細絲。

⑵把高湯放進鍋裏，放入蘿蔔，油炸豆腐一起煮。

⑶用少量的高湯溶解味噌，連同切成小片的蘆薈放入⑵裏，沸騰後就可以離火。

14. 鰛魚與蘆薈的涼拌

【材料】（四人分）

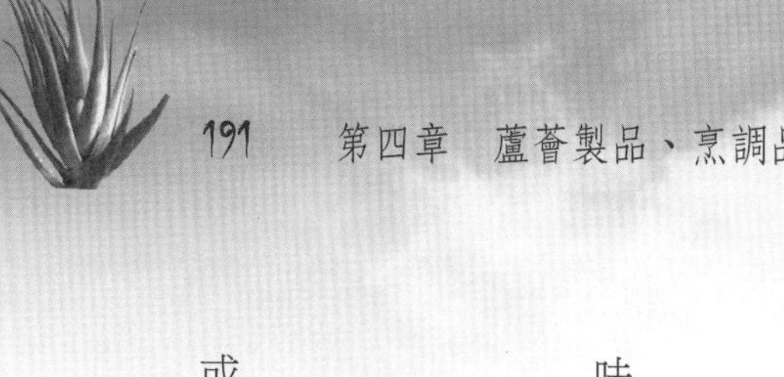

鰛魚十條，蘆薈一枚，調味用味噌（白味噌五大匙，砂糖兩大匙，醋三大匙，高湯一大匙，辣椒油一小匙），黃瓜一條，鹽少許。

【做法】

(1)鰛魚每條切成三塊，撒上鹽。再放入冰箱裏二十到三十分鐘後取出。撒上醋，待十分鐘之後就可以剝掉魚皮。

(2)黃瓜削掉外皮切成細絲，用鹽輕輕的揉。

(3)製成調味用味噌，加入磨成泥狀的蘆薈。

(4)再把(1)的鰛魚塊，再切成四等分，盛入放置黃瓜絲的盤子，澆上(3)的調味味噌。

15. 蘆薈蛋捲

【材料】（四人分）

蘆薈一枚，蘿蔔乾五十公克，大蒜兩瓣，蔥一支，蛋四個，沙拉油四大匙或五大匙，鹽半小匙，胡椒少許。

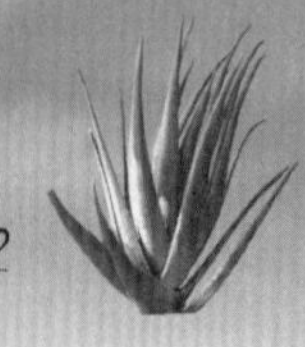

【做法】

⑴蘆薈、大蒜、蔥切成碎片。蘿蔔乾浸水之後，去掉水分，切成三、四公分長。

⑵把沙拉油放入鍋裏加熱，放入大蒜、蔥等炒一炒，爆出香味之後，加入蘿蔔乾，又充分的炒一炒。用鹽、胡椒調味，把蛋打開、打鬆之後放進鍋裏，再加入切成碎細片的蘆薈，一面用鍋鏟整理，一面翻轉，待完全熟了就取出，切成八等分就可以供食。

16. 烏賊涼拌蘿蔔

【材料】（四人分）

烏賊一碗，蘆薈半枚，草菇一小袋，檸檬⅙個，蘿蔔一百公克，調味醋（醋三大匙，砂糖兩小匙，鹽⅓小匙，高湯或水兩大匙）。

【做法】

⑴烏賊剝掉外皮，切成細絲。

⑵草菇拔掉根的部分，放入滾開水裏煮一下，再取出放在竹簍裏，濾乾水分，再淋上醋液。

⑶蘿蔔磨成泥狀，澆熱水，輕輕的絞乾，待冷卻之後，加入檸檬汁，以及磨成泥狀的蘆薈。

⑷把⑴⑵⑶混合在一起，加上調味醋。

17. 雞肉淋奶酪

【材料】（四人分）

雞腿四隻，綠色蘆筍八支，生奶酪兩大匙，蛋黃醋兩大匙，檸檬汁一大匙，蘆薈的乾燥粉末、鹽、胡椒各少許，酒少許。

【做法】

⑴雞腿用加鹽的酒漬一下，再放入鍋裏隔水蒸，熟了取出，待冷卻後，用手撕成肉絲。

⑵綠色蘆筍燙熟，切成四公分的長度。

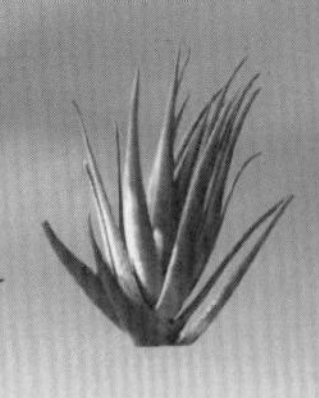

⑶蛋黃醋加上生奶酪、檸檬汁、蘆薈乾燥粉末、鹽、胡椒淋在盛著⑴⑵的容器最上端。

18. 蘆薈拌納豆

【材料】（四人分）

納豆一百公克，蘆薈½枚，蔥一支，辣椒少許，海苔、醬油少許。

【做法】

⑴蘆薈切細，蔥切成細蔥花、海苔也切成小片。

⑵納豆用筷子攪拌，加入辣椒、蘆薈細片、蔥花，淋上醬油，攪勻後，盛在容器裏，再淋上海苔。

四、飲料、糕餅

1. 蘆薈果汁

【材料】（兩人分）

蘆薈½枚（小的），蘋果⅓個，附皮的檸檬¼個，蜂蜜兩大匙或一大匙半，芹菜三公分長，菠菜一棵（十公克），食鹽少許，冰適量。

【做法】

⑴把蘆薈、削皮的蘋果、檸檬，去掉根的芹菜、拔下嫩葉的菠菜等，都洗乾淨。

⑵把⑴放入果汁機裏面，加入水、冰、鹽、蜂蜜，充分的打好，而予以調味。

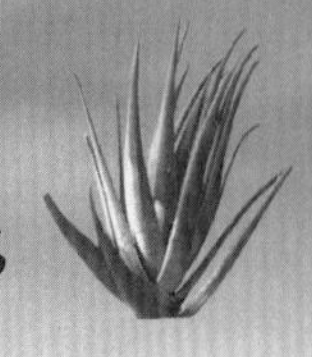

2. 蘆薈白蘭地

【材料】

蘆薈五百公克，白蘭地一公升，冰糖一百五十公克～兩百公克。

【做法】

⑴蘆薈去掉葉上的刺，洗乾淨，放入寬口的保存瓶裏，再加入冰糖與白蘭地酒，放置於陰涼處一個月。

⑵把瓶子裏的蘆薈取出，再放置於陰涼處兩、三個月。

※經過一個月就可以飲用，但是放置兩、三個月後比較味美可口。欲早一點飲用，可以把蘆薈切成細碎片，再放入白蘭地酒裏。如此經過三個星期就可以飲用。

為可以利用它來製造糕餅，也可在糕餅上加入少許的果醬、蜜餞等。

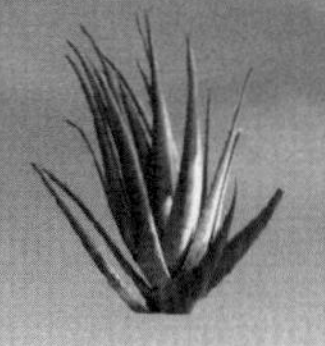

3.蘆薈酒

【材料】

蘆薈五百公克，酒一公升，砂糖兩百～三百公升（冰糖也可以）。

【做法】

⑴蘆薈洗淨，擦乾水分，切成適當的長度，放入保存瓶裏，加入砂糖、酒等，放置陰涼的地方一個月左右。

⑵待蘆薈完全褪色時取出，用布過濾以後，放置陰涼的地方保存。

※待砂糖完全溶解就可以飲用。或是放置了兩、三個月後最為味美可口。可以用蘆薈酒加汽水，加冰塊，加入果汁，可爾必思等的乳酸飲料裡飲用。亦可以加入少許於伏特加酒、威士忌酒飲用、品嚐。

4.果凍

【材料】（六人分）

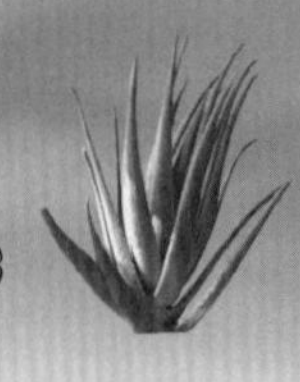

牛乳八百CC，砂糖九十公克，玉米澱粉六十五公克，蘆薈白蘭地兩大匙，少許香料，草莓調味汁（二十粒草莓，一大匙砂糖，一大匙檸檬汁，蘆薈白蘭地酒少許，裝飾用蘆薈少許。）

【做法】

⑴把玉米澱粉、砂糖、牛奶放入鐵鍋裏，用起泡器打一陣子。放在中火上煮，一面用木杓子攪動，勿使之燒焦，沸騰以後，也就是產生了黏度以後，把火轉小，再攪拌。

⑵把木杓舀起，鍋中的食物變成帶狀滑落的狀態時要離火。

⑶離火以後，加入香料以及蘆薈白蘭地酒。

⑷用水弄濕果凍模型，放進一些切成薄片的蘆薈，趁熱把⑶倒進去，待完全冷卻以後，放入冰箱裏。

⑸草莓洗淨，用一塊布絞出草莓汁，加入砂糖，檸檬汁、蘆薈白蘭地酒，製成調味汁。

⑹待⑷凝固以後，就可移到食器上面，澆⑸的調味汁食用。

5.加蘆薈酒的水果

【材料】（六人分）

砂糖一百十公克，檸檬兩個（約八十ＣＣ），蜂蜜三大匙，蘆薈酒三大匙，蛋白一個，裝飾用蘆薈⅕枚，櫻桃一個，檸檬三個。

【做法】

⑴把砂糖、兩杯水放入鐵鍋裏，以便製成糖漿。

⑵待⑴冷卻時，放入大碗裏，加入檸檬汁、蜂蜜，以及蘆薈酒，放入冰箱裏冰凍。

⑶待⑵凝固之後，用起泡器把全部攪拌一下，再度使它凝固，如此重複十次左右。

⑷把蛋白打出泡沫來，加入⑶裏，再度放入冰箱裏使之凝固。

⑸做完之後，放入容器裏，再次使它凝固，使用切成薄片的蘆薈以及櫻桃裝飾。

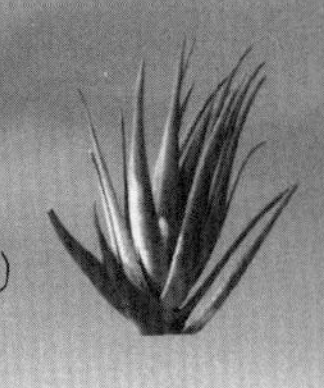

6. 蘆薈鳳梨果醬

【材料】

蘆薈三百公克，砂糖三百公克，檸檬一個，鳳梨三百公克，水¼杯。

【做法】

(1)把鳳梨的外皮削掉，並去掉內心，切成兩公分的方塊，蘆薈則切成三公分的方塊。

(2)把(1)放入鐵鍋裏，加入砂糖、水，以中火煮到沸騰為止。待感覺到有黏性時加入檸檬汁，把火轉弱即可。

※冬天可用金橘替代鳳梨。

7. 蘆薈酒甜飲

【材料】（四人分）

蘆薈酒¼杯，炭酸水3瓶，糖漿¼杯，櫻桃八～十二個，橘子一個，蘋果

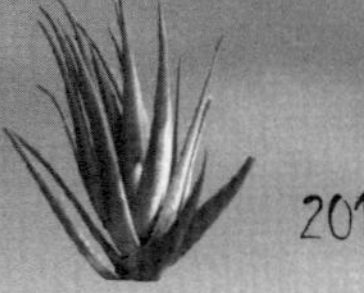

一個，檸檬½個，冰塊少許。

【做法】

(1)蘋果切成心型，橘子切成半月型，檸檬切成薄片。

(2)放入蘆薈酒、糖漿、炭酸水、櫻桃以及(1)的蘋果、橘子、檸檬等，再放一些冰塊。

五、沙拉

1. 綠色沙拉

【材料】（四人分）

生菜兩棵，高麗菜¼棵，洋蔥½個，鹹肉四片，萵苣¼棵。

為了製成蘆薈淋料，準備兩大匙的蘆薈泥，葡萄酒三大匙，沙拉油九大匙，檸檬汁一大匙，鹽、胡椒、醬油少許，芥粉⅔小匙。

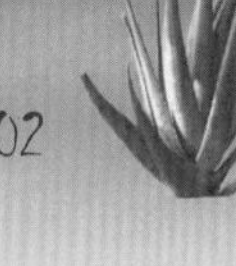

【做法】

⑴生菜用蕊的嫩葉，用冷水洗淨之後，去掉水分，其他的高麗葉、萵苣也同樣準備。洋蔥切成薄片，去掉水分。

⑵鹹肉放入平底鍋煮一下，切成細絲（煮汁不要丟掉，用來做淋料）。

⑶把做為淋料的材料放入鍋裏，加入鹹肉的煮汁，充分的攪拌，即可食用。

2.海產沙拉

【材料】（四人分）

貝肉五百公克，大貝肉四個，烏賊一杯，章魚腳一隻，蝦八條，蘆薈一枚，芹菜一支，紅蘿蔔½條，橄欖八個，黑橄欖八個。

冷淋料的材料為：白葡萄酒½杯，調味酒¼杯，水三杯，芹菜、紅蘿蔔各少許，白胡椒粒兩小匙。

以調味酒三大匙、沙拉油六大匙、芥粉一小匙、大蒜一片、鹽、胡椒各少

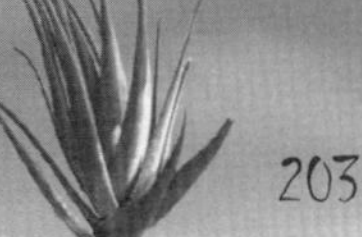
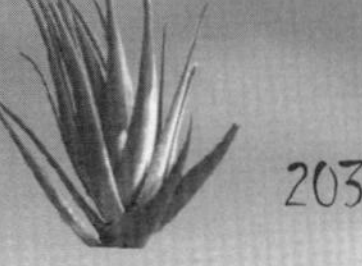

許，檸檬汁一大匙做為淋料。

【做法】

(1)烏賊剝去外皮。

(2)把白葡萄酒、調味酒、水等放入鍋裏，煮好製成冷淋料。最後用強火，把章魚、貝肉、烏賊，以及帶殼的蝦放進去，稍微一煮就把它們取出，用冷水浸冷。

(3)待(2)浸冷以後，貝肉切成三、四片，烏賊切成一公分寬（長度四公分），章魚切成薄片，蝦去殼。

(4)芹菜、紅蘿蔔切成火柴棒似的細小。

(5)蘆薈則切成細碎片。

(6)做好淋料，把全部的材料攪拌在一起，放入冰箱裏一晚。

(7)把以上的材料放入沙拉碗，撒入蘆薈、橄欖等就可以食用。

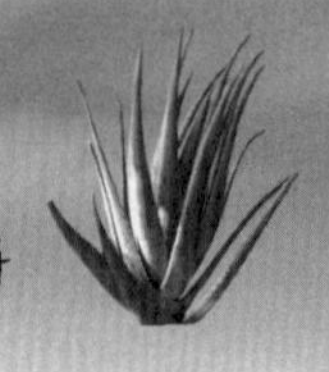

3.紅蘿蔔沙拉

【材料】（四人分）

紅蘿蔔三條，蘆薈一枚，生菜四片。以三大匙調味酒，九大匙沙拉油，鹽、胡椒少許，檸檬汁一大匙做為淋料。

【做法】

(1)紅蘿蔔切成細絲，蘆薈切成細碎片，混合在一起。

(2)生菜葉墊在碗底，再放上(1)的材料。

(3)做好淋料，淋在上面，就可以食用。

4.蘿蔔白菜沙拉

【材料】（四人分）

蘿蔔四百公克，白菜兩、三葉，魚肉醬板兩個。

以蘆薈泥一大匙，梅乾六個，調味酒兩大匙，沙拉油六大匙，檸檬汁一大

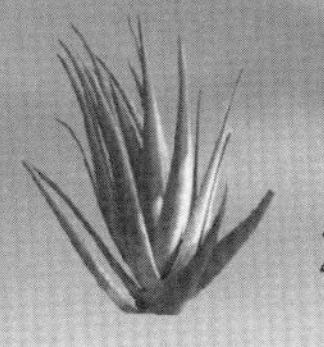

匙、鹽、胡椒、醬油各少許製成淋料。

【做法】

(1)蘿蔔厚厚地削掉外皮，切成薄輪狀，再切成細碎片。白菜葉洗淨，去掉水分，魚糕切成斜斜的薄片。

(2)把淋料的材料充分攪拌好，淋在(1)上面。

5. 烤肉沙拉

【材料】（四人分）

裙帶葉一百公克，烤牛肉兩百公克，海苔五十公克，生菜葉三枚，香菇三個，蘆薈一枚。

一大匙醬油，調味酒，砂糖，芝麻油，黑胡椒少許，大蒜細碎片半大匙，沙拉油少許。以上的材料是用來給牛肉調味的。

韓國式的淋料，由半大匙醬油，豆瓣醬一大匙，砂糖、磨成泥的大蒜各兩小匙，磨成粉的芝麻一大匙，薑的碎片半大匙，細蔥花一大匙，醋兩大匙，沙

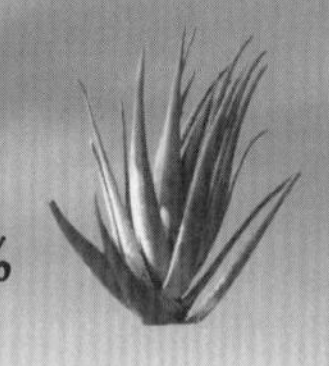

拉油五大匙，芝麻油一大匙所製成。

【做法】

⑴裙帶菜與海苔浸水，再放入竹簍裏濾乾水分。三枚生菜葉撕成小片，香菇切成斜薄片，浸水之後再濾乾。蘆薈切成細碎片。

⑵牛肉調好味，放置一段時間後，再放入平底鍋裏，把兩面都炒熟。

⑶做好淋料。

⑷把⑴及⑵盛在容器裏，澆上⑶的淋料，攪拌之後即可食用。

6. 淋汁四種

①蘆薈淋汁

【材料】

參照二〇一頁。

【做法】

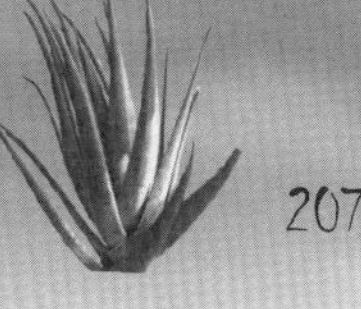

⑴在碗裏放置芥粉、鹽、胡椒、調味酒、檸檬汁、醬油等，一面用起泡器攪拌，一面放入少許油，充分的攪拌。

⑵把蘆薈葉磨成泥狀，放入竹簍濾掉水分，再加入⑴裏。

②蘆薈蛋黃醋（MAYONNAISE）

【材料】

蛋黃一個，調味酒一大匙，沙拉油一杯，鹽、胡椒少許，蘆薈泥一大匙。

【做法】

⑴把蛋黃放入鍋裏，用起泡器攪打，放入一半調味酒，鹽、胡椒等，把蛋黃完全打鬆。

⑵把一滴一滴的沙拉油放入⑴裏，一直到放進兩、三大匙為止，充分的拌勻之後，加入剩下的一半調味酒。

⑶把蘆薈磨成泥狀，放在竹簍裏面，去掉過多的水分，再把它加入⑵裏面。

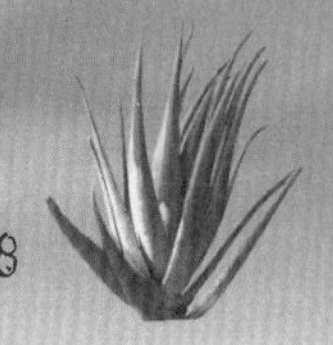

③加入梅精的蘆薈淋汁

【材料】

參照二〇四頁「蘿蔔白菜沙拉」。

【做法】

(1)梅乾要濾過。蘆薈磨成泥狀，放入竹簍裏去掉多餘的水分。

(2)把濾過的梅乾、鹽、胡椒，放入碗裏，再加入調味酒、檸檬汁，充分的攪拌，使之溶解，最後才加入蘆薈。

④韓國式淋汁

【材料】

在二〇四頁的「紅蘿蔔沙拉」材料裏，加入兩大匙磨成泥的蘆薈。

【做法】

把各材料放大碗裏面，充分的攪拌。

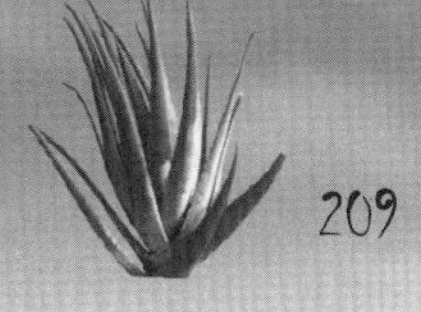

第五章 蘆薈栽培訣竅

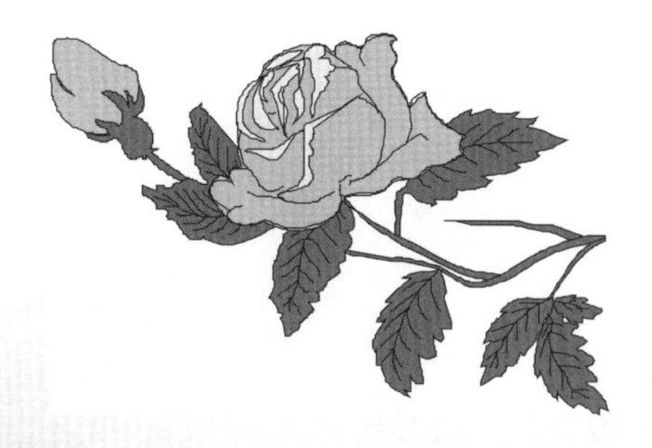

一、蘆薈的種類

1. 蘆薈的原產地

一般人提起蘆薈時，總是聯想到治療胃痛、燒燙傷，以及被蟲類叮傷的直立蘆薈。其實，全世界的蘆薈約有三百多種，而其中的兩百七十五種生長於熱帶非洲的南部地方，四十二種生於馬拉加西島，十多種分佈於阿拉伯半島，以及其他的地區。

尤其是在非洲南部的暖和而乾燥的地區，有很多種野生蘆薈，使這個地區的景觀具有與眾不同的特徵。

在這麼多種的蘆薈之中，有高達四十五～六十公尺的喬木性蘆薈。亦有葉呈為花辦形的小型、中型蘆薈，被當成觀賞用。

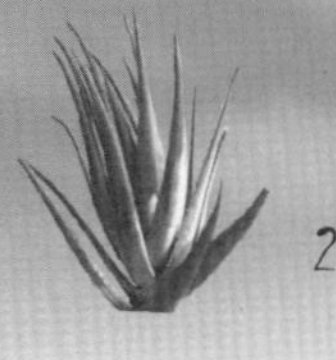

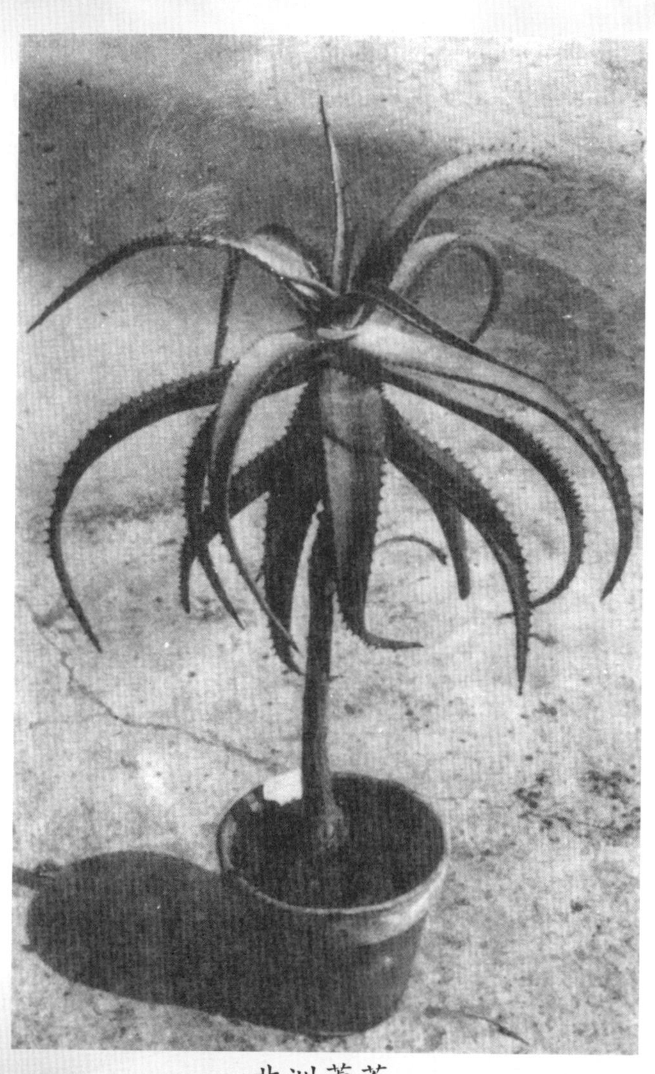

非洲蘆薈

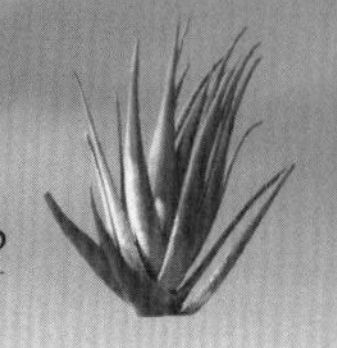

2. 藥用的蘆薈種類

【青鰐蘆薈】

這種蘆薈分佈於南非洲的開普州全域到橘自由州之間。高度可達三～四公尺，是屬於大型種的蘆薈。

在幼株的時候，葉部的刺很多，成長的株卻很少有刺。如果在強光下栽培，就會變成帶有赤褐色的綠葉。根據記載，這種蘆薈除了被當成藥草使用之外，還可以做果醬。

【非洲蘆薈】

分佈於非洲的東卡爾到多蘭絲巴爾之間。形狀是青鰐與直立蘆薈的中間形，主幹有二～五支，葉背沒有刺，花朵呈黃色或橙黃色。

【直立蘆薈】（木劍蘆薈）

又被稱為「不必跟醫生打交道」。它的葉肉可用來治療胃痛、灼傷、被蚊蟲咬傷，以及各種的疾病。

自古以來，即被當成萬能藥栽培。高度可達到四公尺左右，是直立性的植物，分佈於東南非洲，冬天會開橙黃色的花朵，是一種耐寒力比較強的蘆薈。

【巴爾巴登斯蘆薈】

對刀傷、灼傷等有效果。一向被當成化粧品的原料，由南非共和國大量的輸出。

【威勒蘆薈】

分佈於印度、阿拉伯、北非洲、加拿大、馬德拉群島。雖然能夠產生很多的小株，但由於它的耐寒性比較弱，因此，被當成蘆薈樹脂的原料來栽培。

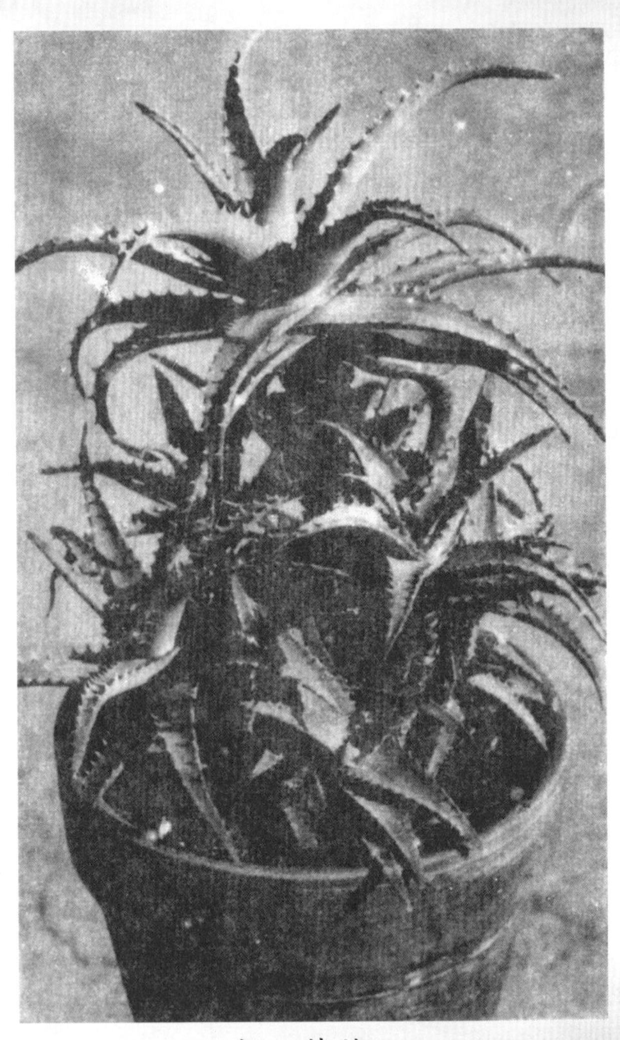

直立蘆薈

3. 觀葉植物的蘆薈

【綾錦蘆薈】

是屬於無莖的小型種，有如欲把薄弱的細長葉張向內側環抱似的，密生著葉子，葉上面有密密麻麻的突起狀白點，葉邊緣有刺及長長的鬚。夏季會開橙黃色的花朵。

【龍山蘆薈】

屬於無莖的小型種，葉略呈三角的花瓣形，肉厚而呈淡青綠色，並帶有白粉。葉的邊緣有白色的刺，初夏會開淡紅色的花，根部會長出小株。

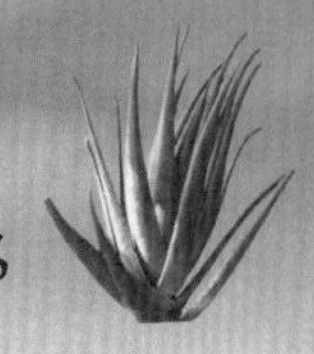

【愛莉娜凱蘆薈】

這是小型的珍貴品種，具有沙魚皮似的淡綠色葉子，葉邊緣的刺呈黑褐色，多而密集，發育比較緩慢。

【帝王錦蘆薈】

葉子蔚藍色，並帶有白粉，是一種高級品種。葉細長呈棒狀，先端呈尖形，被白色的刺以及白點所覆蓋著。花朵為珊瑚色。小型種，但是，會衍生很多小株而群生。

【瑪蘿西蘆薈】

葉的表皮呈白綠色，具有多數赤褐色的銳利長刺，整個葉看起來像匙狀。由於屬大型品種，因此從春季到秋季之間，應該放置於戶外的強烈陽光下，少澆水以便使它長得堅實一點。另有葉刺比較少的品種，以及較小型的變種。

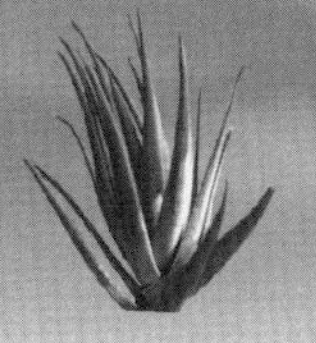

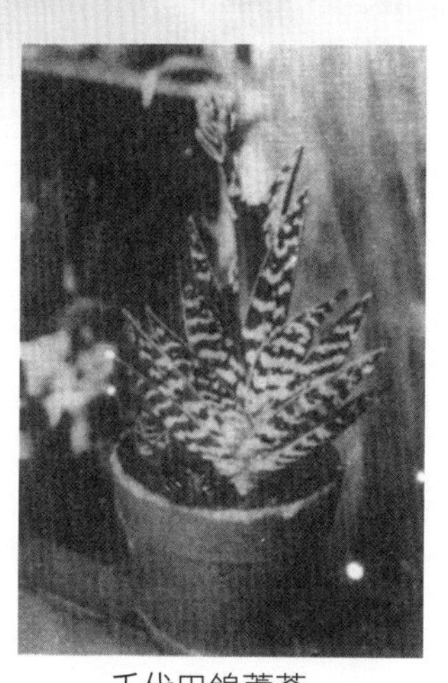
千代田錦蘆薈

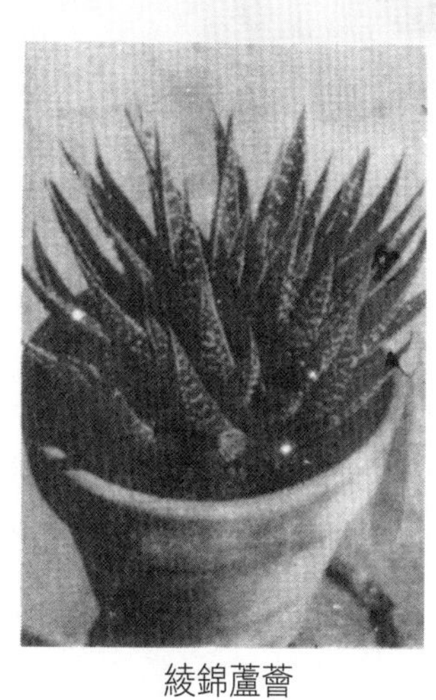
綾錦蘆薈

【千代田錦蘆薈】

這是無莖的小型種，濃綠色的葉子有白色的斑點，三角葉呈三方面的重疊，為蘆薈中最美的品種。花朵是橙黃色，在冬天開放。也是會繁衍小株而群生。葉部具有縱斑紋的變種稱為「千代田之光」。不喜歡高溫多濕。因此，夏季的澆水量比平常減少五十％，盡可能的使它保持涼爽。

【不夜城蘆薈】

葉寬而呈綠色，邊緣與龍骨部具有淡黃色的刺，且有刺痕跡的白點。花朵

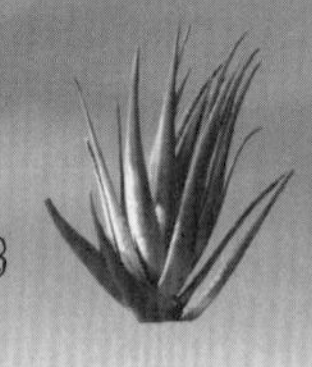

為紅色，開於夏季。屬於一到兩公尺高的中型種，也是繁衍小株而群生。

【慈光錦蘆薈】

屬於無莖或者短莖的中型種，寬而帶有白粉的青綠色葉子，葉面上散佈著淡淡的白點，葉的邊緣無刺，有白色的鑲邊。在強光下栽培，往往會帶著漂亮的粉紅色。春天會開桃色或珊瑚色的花朵。

【帝斯凱因西蘆薈】

乃是蘆薈裏面最小型的品種，葉子只有幾公分長。葉面上有突起狀的白點散佈，葉的邊緣有白色的刺，亦是靠產生小株而群生。冬天會開紅色的花朵。

【武者錦蘆薈】

葉子是寬的短三角形，密生著白色的斑點，看起來就像橫紋似的。在戶外的強光下栽培，就會略帶有紫色。

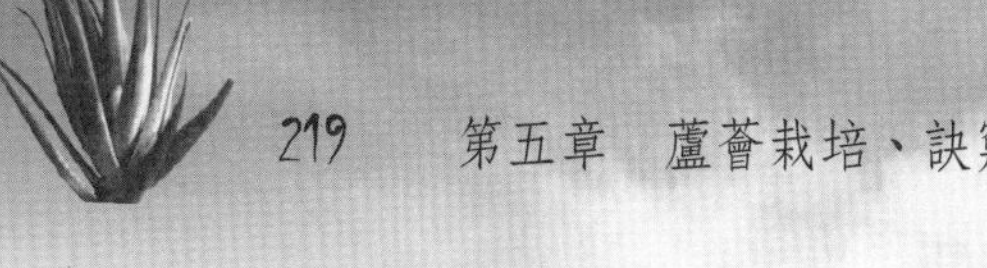

二、蘆薈的繁殖法

蘆薈通常是靠播種、插枝，或分株來繁殖。生長了相當年歲的老株會開花而留下種子，可以播種繁殖。然而，最簡單而常見的繁殖法，仍舊是插枝法與分株法。

1. 播種繁殖法

蘆薈的種子很小，而且又像百合的種子一樣具有翼部。採取後經過一年以上者很難發芽。因此採收以後，必需趕快的播種。

【播種的時期】

寒冬過去，平均氣溫在十五～二十度的氣候，是最適合播種的時期。夏天的溽暑、冬天的寒冷都會造成生長過程的障礙。假如能夠調節氣溫，在播種期

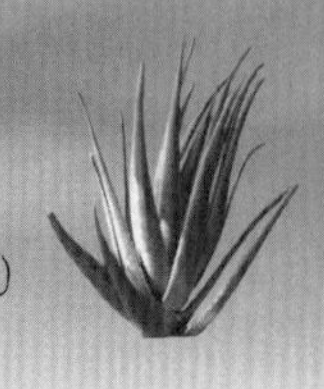

前後都可以播種。

【播種用的土壤】

採取清潔的河沙，篩掉不潔物，只留下一～三毫米大小者。為求慎重起見，可以隔火蒸一下，或者潑以熱水，以便殺菌。

【播種的方法】

在平底盆裝入七分河沙，表面弄平之後，很均勻的撒下種子，為了使種子不致於移動，上面覆上一點點河沙（也不能太厚，使種子潛入沙裏），再將平底盆置於另一個盛水的盆子，二分之一露出水面，最後在上面蓋上報紙。

【其後的管理】

到發芽為止，一直覆蓋著報紙，不要使土壤乾燥，時時由盆底吸水。

撒種經過了七～十天左右就會發芽。全部發芽以後，報紙就可以拿掉。但

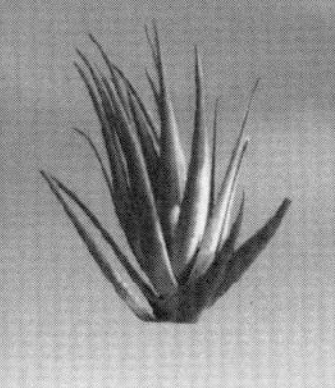

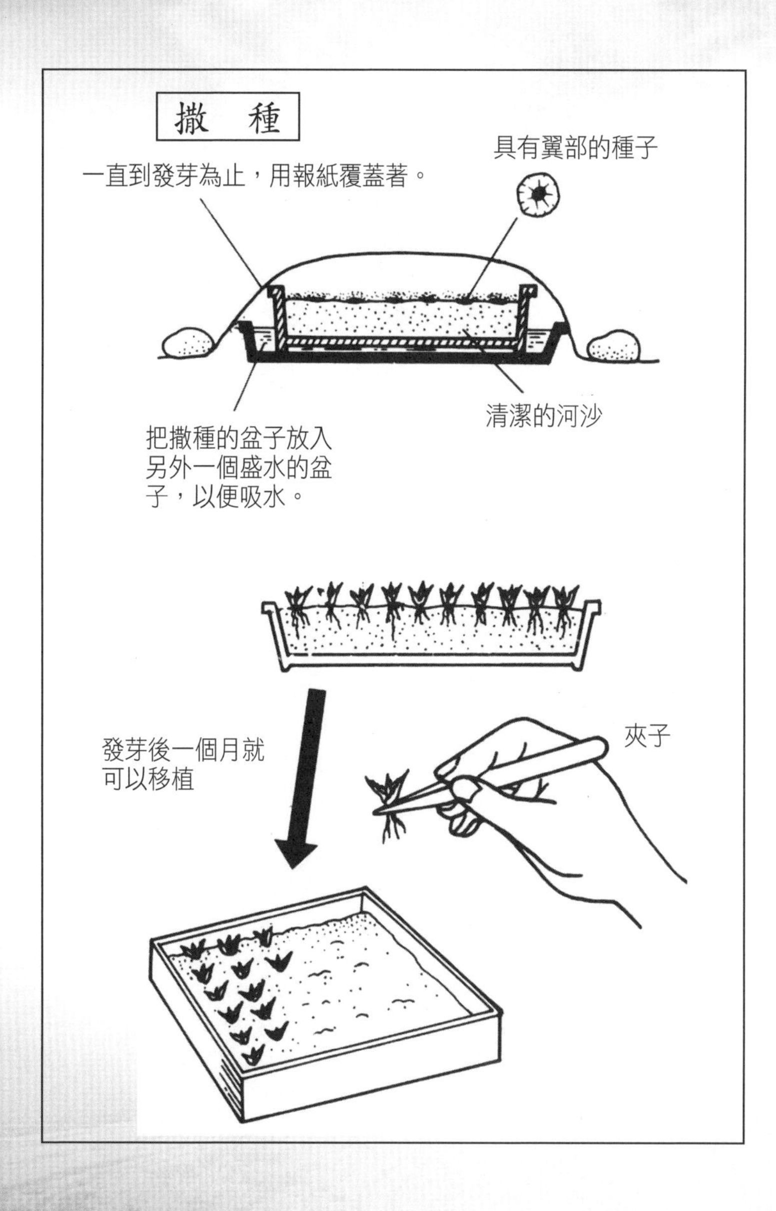
撒　種
具有翼部的種子
一直到發芽為止，用報紙覆蓋著。
清潔的河沙
把撒種的盆子放入
另外一個盛水的盆
子，以便吸水。
夾子
發芽後一個月就
可以移植

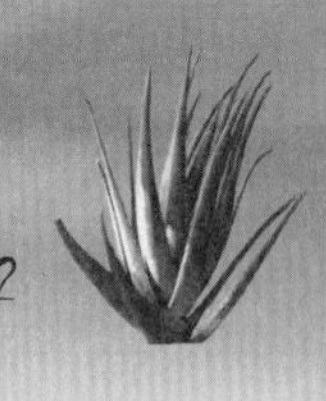

是並非在發芽後立刻拿掉，而是在報紙上割破幾道縫，以便通氣，到了發芽的四～五天後才取掉。

發芽後一個月左右，就可以移植到與撒種用成分相同的河沙。兩個星期以後，每隔十天施一次薄肥，以便促進生長。

從梅雨到盛夏的溽暑時期，不要直接使它們淋雨，最好在半日蔭之下管理。

2. 插枝繁殖法

蘆薈的插枝很簡單。像長得過多而盆子容不下的舊莖，也可以剪下來，充作插枝之用。

【插枝的時期】

插枝的時期以蘆薈生長期的五～六月最適合。九月也不是不可以，只是在根部發育並不怎麼完善的狀況下，就得迎接冬季的寒冷。所以，晚秋到冬季之

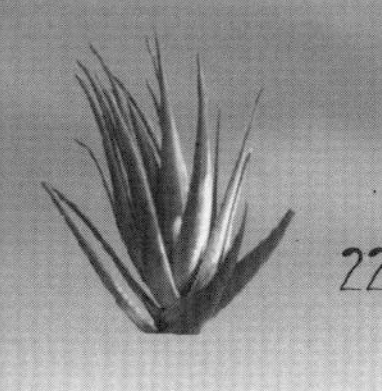

間必需注意保溫。

【插枝用的苗】

可以把母株旁的小株剪下，把它倒吊起來，使切口乾燥。同時也可以用母株來插枝。

至於切口的乾燥法，可以用繩子綁著蘆薈的莖，吊在雨淋不到的地方陰乾。由於蘆薈葉含有很多水分，絕對不致於枯乾。雖然在陰乾期間，蘆薈葉會長出或多或少的皺紋，但是不必為此耽心。

【使用的土壤】

利用播種用的河沙也可以，或者雜有顆粒較大的河沙也無妨，如果實施熱氣消毒，那就更理想了。

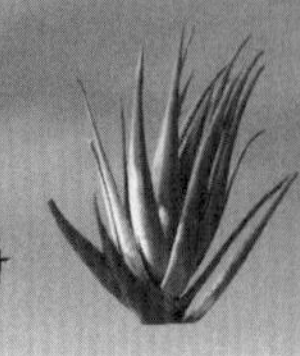

【插枝法】

插枝所用的插床大小，必需依插枝用苗的大小，以及插枝的量來決定。如果是大量的使用插苗，就要準備30×4×10公分的木箱。如果插苗只有一～三枝，使用現有的花盆也無妨。

盆底可以放置較大的石頭，再把事先已備妥的切口業已乾燥的插枝，直放著。有如種植花木一般，放入土壤，使插枝固定即可。

如果插枝顯得不固定，那就要添加一根竹棒，再用繩子把蘆薈綁牢，使之固定。

若是大量地種植於平底盆，最好有如互相依偎一般，使葉子交差，如此就可以使插枝固定。

【插枝以後的管理】

插枝後，放置於雨水淋不到的地方，必需注意土壤的過濕或者過乾。土壤

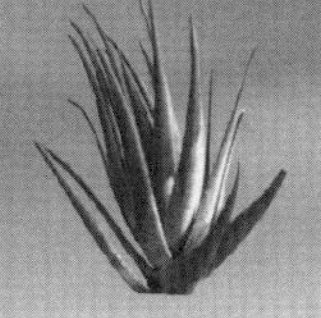

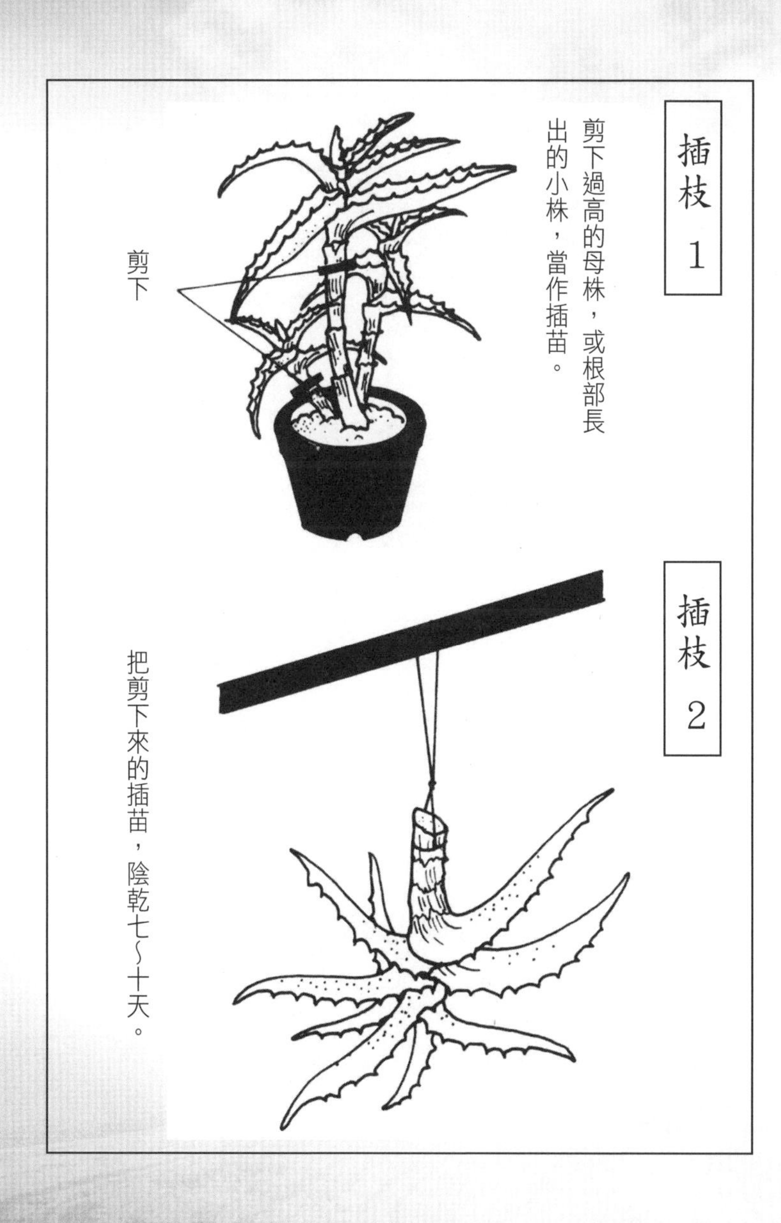
插枝 1
剪下過高的母株，或根部長出的小株，當作插苗。
剪下
插枝 2
把剪下來的插苗，陰乾七～十天。

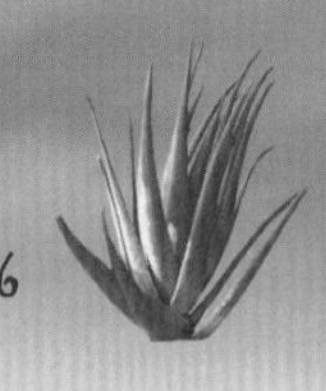

插枝 3

如果是巨大的插枝，一盆只能插一枝

插枝的方法①

為了使插枝固定，在與支柱交叉的地方，用繩子綁牢。

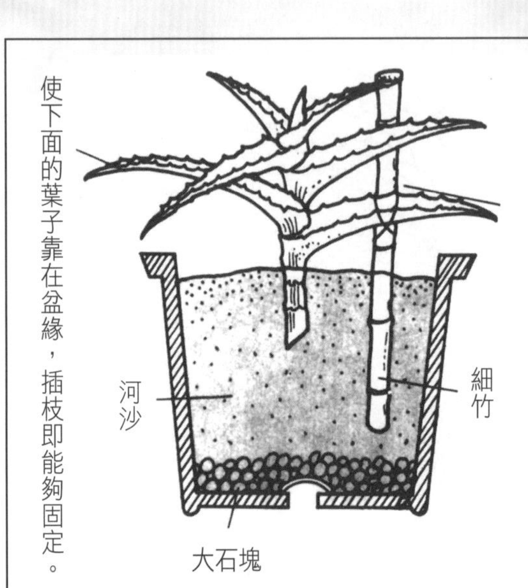

使下面的葉子靠在盆緣，插枝即能夠固定。

插枝的方法②

小的插枝可插植於平底盆，使葉子交叉，就不致於歪斜。

河沙

大石塊

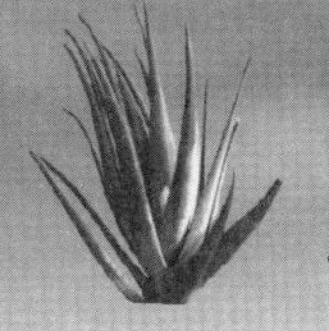

稍有濕氣就可以，一旦土壤表面乾燥時就要澆水。

在根部發育以前，要特別注意澆水時的水壓，切勿使插枝起了動移的現象。

插枝後，約經過一個月左右就會生出根來，在幼根長出數公分時，可用「花寶」等的肥料，稀釋成規定濃度的三～五倍，每隔十天施肥一次，以替代澆水。

定植則在秋季的九月上旬～中旬舉行（參考「蘆薈的栽培管理法」）。

3. 分株繁殖法

在蘆薈的種類之中，有很多葉部呈花瓣狀，而不會長高。諸如這一類的蘆薈，地下莖會在主株旁邊長出芽來。只要連同根部一起分株，很快就能夠長成一株獨立的蘆薈。

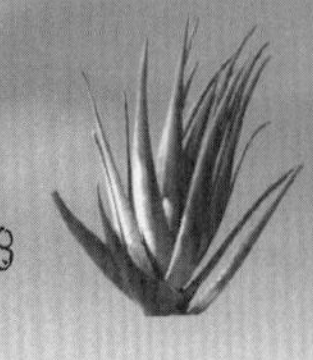

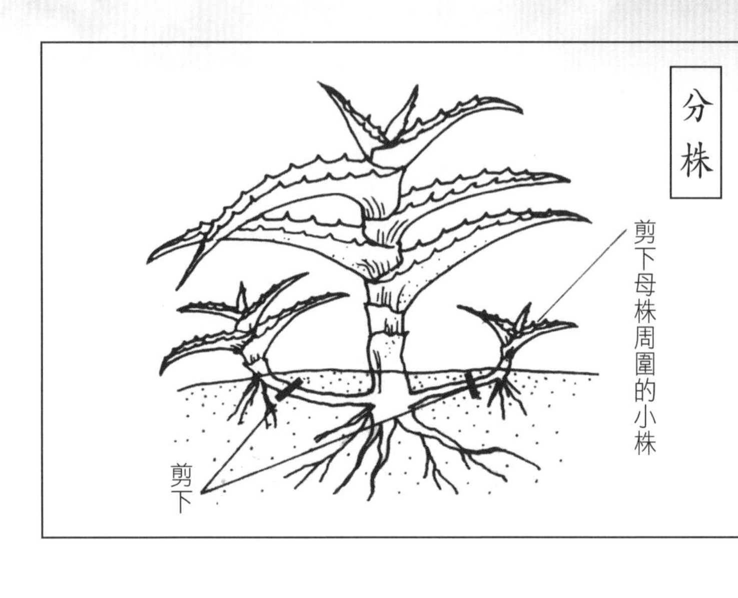

【分株的時期】

蘆薈生長期的四月下旬～六月下旬，或者九月中旬～十月中旬都可以分株。

如果是在秋天分株，切勿太晚。

【分株的方法】

母株旁邊長出的小株，可以小心翼翼的連根切除下來，注意不要傷到根部，一面挖土，一面小心的保護根部。

仔細的看母株與小株連結的根部，用剪刀剪開，並把受傷的細根尖

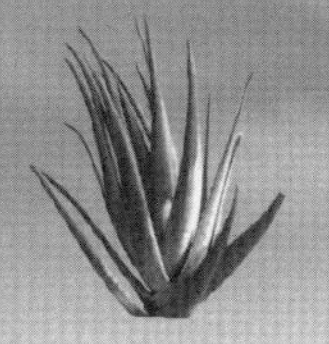

端剪掉。

分株完了以後，準備適合於母株與小株大小的盆子，採用培養土（請參照蘆薈的栽培管理法）種植。

種植以後，不要使土壤過度潮濕，開始的時候澆水量少一點，使土壤稍微乾燥。到了新根開始長出的兩個星期後，再充分的澆水。

三、蘆薈的栽培管理法

1. 蘆薈的生長期

蘆薈的主要原產地南非洲，它的氣候跟北半球地區的四季剛好相反。夏天的最高氣溫為二十五度（攝氏），最低為二十度。整年的平均氣溫為十八度。一年的平均降雨量為四百厘米。降雨量多的夏季，每一個月也只有四十到七十厘米，乾旱期則一個月只下幾厘米雨而已。

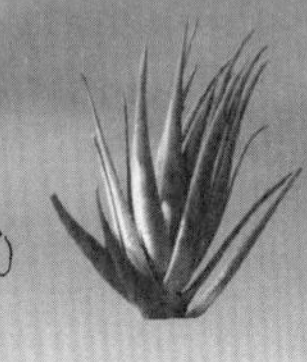

濕度也只有四十～六十％，一年的平均濕度為四十九％，沿海地帶則平均濕度有七十五％左右。

如此，四季都顯得很乾燥，氣溫高低差又很少的地區，就有很多的蘆薈野生著。

一般四季氣候變化很激烈的地區，如果沒有人造氣溫，蘆薈的生長期只在四月～六月，與九月～十一月之間。冬季與夏季，除了一部分之外，多數種類的蘆薈都會停止生長。

【栽培的場地】

除了無霜地帶，可以在露天的土壤種植蘆薈。以外的地區，最好種植於花盆裏，隨著四季的變化，移動到適合的環境，如此才能夠順利的生長。

在春、秋不必耽心隆霜的時期，也就是在四月～十月的期間，大型及中型的蘆薈可以移到戶外，充分地吸收太陽光，就會長得更加的茁壯。

小型的蘆薈，或者葉部帶有白粉的蘆薈，碰到了梅雨期間，有時會引起根

管理法

在溫暖的地區冬天時可
放置於屋簷下。

若有半地下的溫室很便利

冬天時白天氣溫上升
必需注意調整室溫。
玻璃窗
夏天時塗上石灰乳
使之變成半日蔭。

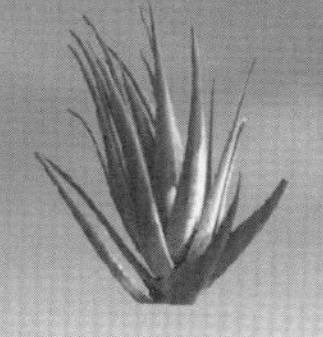

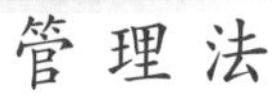

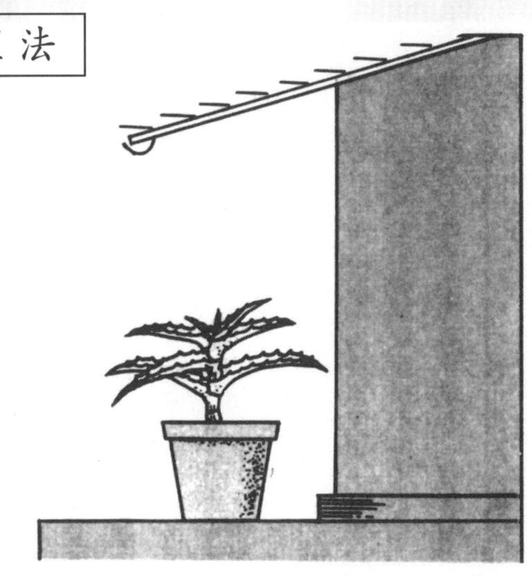

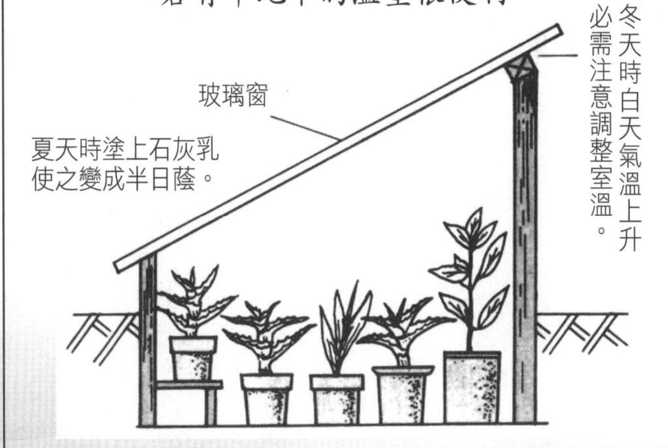

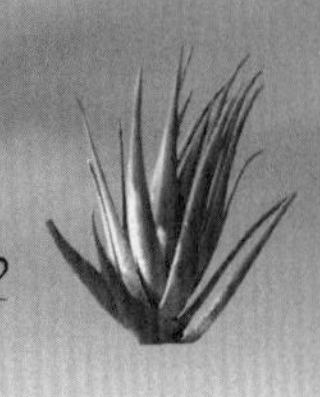

部的腐爛，或者白粉被雨水沖掉而走了樣。

諸如此種的蘆薈，最好放置於溫室、半地下溫室，或者透過玻璃窗能夠曬到太陽的地方。夏天要注意通風，玻璃上面可以塗抹石灰乳，或者覆上冷布，使之變成半日蔭。尤其是在盛夏期間，最好在三十度以下栽培，最高溫度絕對不能超過三十五度，必需注意調整室溫。

關於這一方面，直立蘆薈只要注意霪雨所引起的根部腐爛。它不怕直射陽光，在直射日光之下，它的發育也非常良好。

【冬　季】

或許是都市型氣候所使然？縱然是冬天，台北也比同一緯度的地方溫暖。在溫暖的地方，直立蘆薈只要放置於霜雪不能直接侵害的地方，也就是南側的屋簷下，仍舊可以過冬。至於其他種類的蘆薈，最好是放置於溫室裏，或者半地下的溫室，不然也應該放置於太陽透過玻璃能夠照到的室內。

尤其是，室溫最低要保持五度以上，絕對不能放置於零度以下的地方。而

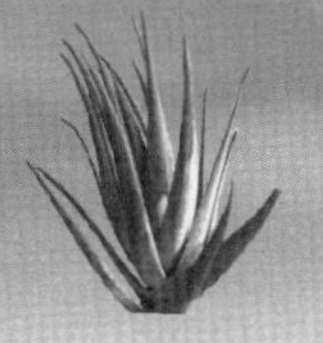

種植於室外的蘆薈，也不能暴露於二十五度以上的溫度之下。

【花盆的選擇法】

雖然塑膠製花盆，以及化粧盆都可以使用，但是，仍舊以具有通風性的花盆最好。

【培養土】

種植蘆薈用的土壤，以排水良好，以及通氣良好為第一個條件。如果種植蘆薈的土壤太過於潮濕，那可能會使根部逐漸的腐敗。為了保持排水良好，最好使用市面上出售的花卉培養土。

一般市面上出售的仙人掌培養土也可以使用，最好加入等量的清潔河沙以及黑土，再混入二十％的腐葉土，那就最理想不過了。

如果培養土的排水性叫你耽心，或者經常會澆水過度，不妨在培養土裏加入吸水性很高的碎磚（把建築用的紅磚搗碎），就可以放心。

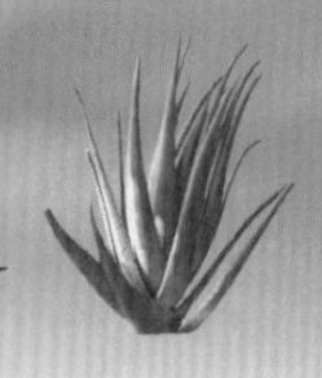

2. 種植及移植時期

雖然九月上旬到中旬最為合適。然而，只要是在保溫的溫室，即使到了十月也可以種植或者移植。此外，到了春季的四～五月間的生長期也可以種植跟移植。

【種植、移植】

為了使排水性良好，可以把直徑一～二公分的小石子放入盆底，上面放置少許培養土，再於培養土上面放置少量的油滓、牛糞、雞糞，或粒狀化學肥料等，再蓋以少量土壤，就可以種植了。

培養土必需稍微弄濕，再用手掌緊握，打開手掌時，能夠分裂成三塊，就表示濕度適當。

移植也是一樣，每年舉行一次，陳舊的土壤最好換掉，使用新的土壤種植。老舊的黑色根，最好從根部剪掉，太過於冗長的根，也可以依株的大小，

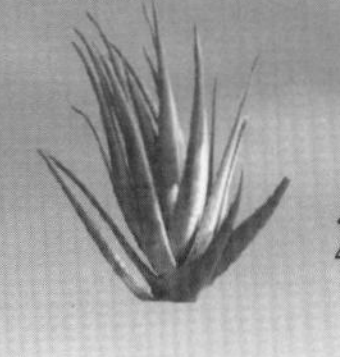

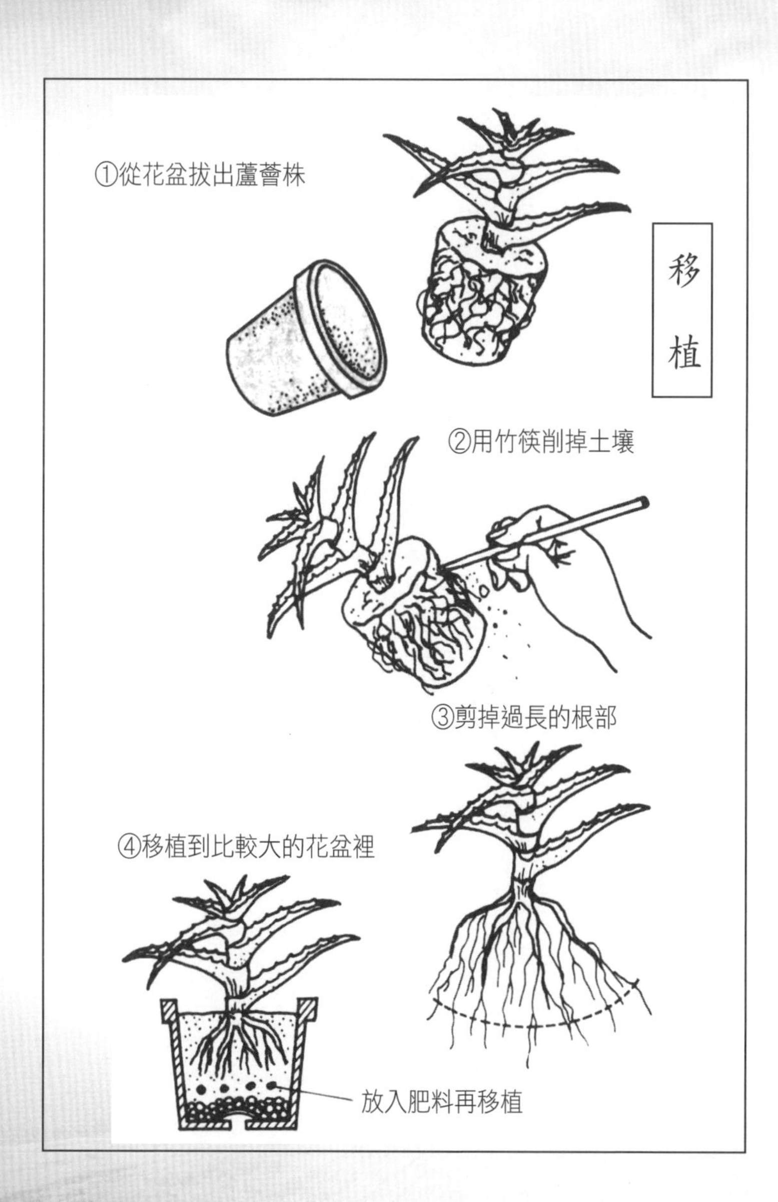
移植
①從花盆拔出蘆薈株
②用竹筷削掉土壤
③剪掉過長的根部
④移植到比較大的花盆裡
放入肥料再移植

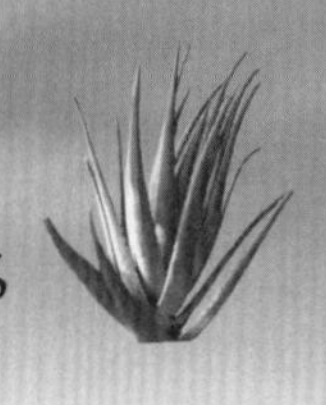

剪成五～十公分的長度，再行種植。

隨著蘆薈的成長，也就是移植以後，往往會顯得搖搖欲墜。這時，可以添加細竹的支柱，再用細繩子把蘆薈固定起來。

3. 施肥的方法

【務植的肥料】

如果是使用五號花盆，可以選擇下面的任何一種，當成肥料。

完熟牛糞　三大匙

完熟雞糞　兩大匙

油滓丸　直徑兩公分的四個

化學肥料丸　約十個

【追加的肥料】

可以選擇「花寶」、「植物食物」、或者油滓的腐汁液等的任何一種，稀釋成通常濃度的三～五倍，在生育期裏，每月施兩、三次，以替代澆水。

【澆水的方法】

四～六月、九～十一月的生長時期，必需充分的給水，不能使土壤乾燥。在這些時期裏，如果盆土太過於乾燥，就會使發育受到阻礙。生長期的前後可以少澆一點水，不過即使到了冬季，如能夠保溫到十五～二十度，仍然要充分的給水。夏天亦復如此，但是仍然要避免過度潮濕。

不管如何，盆土的表面乾燥時，就要充分的澆水。到了不容易散失水分的季節，只要延長給水的間隔，就可以調節盆土的濕度。

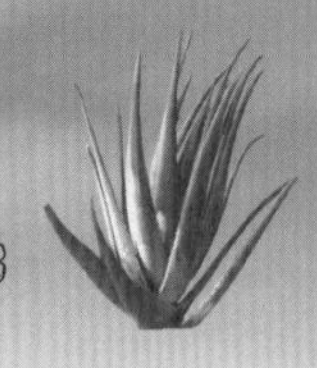

4. 驅除病蟲害

在多肉植物之中，蘆薈可算是很強健的植物。不過，仍然有下述的主要害蟲。

【貝殼蟲】

幼蟲主要發生於六～八月。一到了秋季，就好像帶了殼一般很顯眼。如果是溫室栽培，冬季也可能發生。與其費力的驅除，不如小心的預防，在發生期間內，每個月最好噴灑三～四次的殺蟲劑。

【紅　蝨】

高溫乾燥時常會發生。盆土可以施奧魯多蘭粒劑，易卡鎮ＴＤ粒劑等。

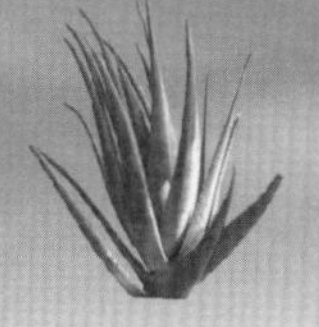

【白粉病】

症狀是根部好像被塗上白粉。採取紅蝨同樣的藥劑處理，就能夠簡單的防治。

【根部腐爛】

因溫濕等而引起根部腐爛時，只要能夠早期的發現，就在健全的莖部分切掉，把切口陰乾以後，當成插枝使用，就不致於枯萎。

國家圖書館出版品預行編目資料

蘆薈健康法／李　辰 主編

－初版－臺北市，大展，民99.06

面；21公分－（元氣系列；15）

ISBN 978-957-468-751-0（平裝）

1.藥用植物　2.健康法

414.34　　　99006171

蘆薈健康法

主 編 者／李　　辰
發 行 人／蔡　森　明
出 版 者／大展出版社有限公司
社　　址／台北市北投區（石牌）致遠一路2段12巷1號
電　　話／(02) 28236031・28236033・28233123
傳　　真／(02) 28272069
郵政劃撥／01669551
網　　址／www.dah-jaan.com.tw
E-mail／service@dah-jaan.com.tw
登 記 證／局版臺業字第2171號
承 印 者／傳興印刷有限公司
裝　　訂／建鑫裝訂有限公司
排 版 者／千兵企業有限公司
初版1刷／2010年（民99年）6 月

定　價／200 元

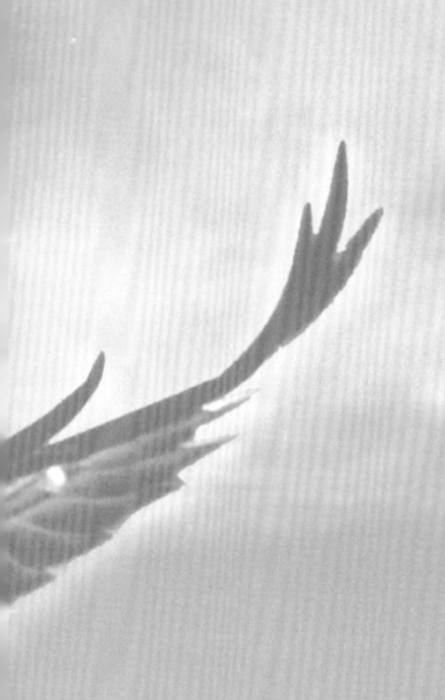

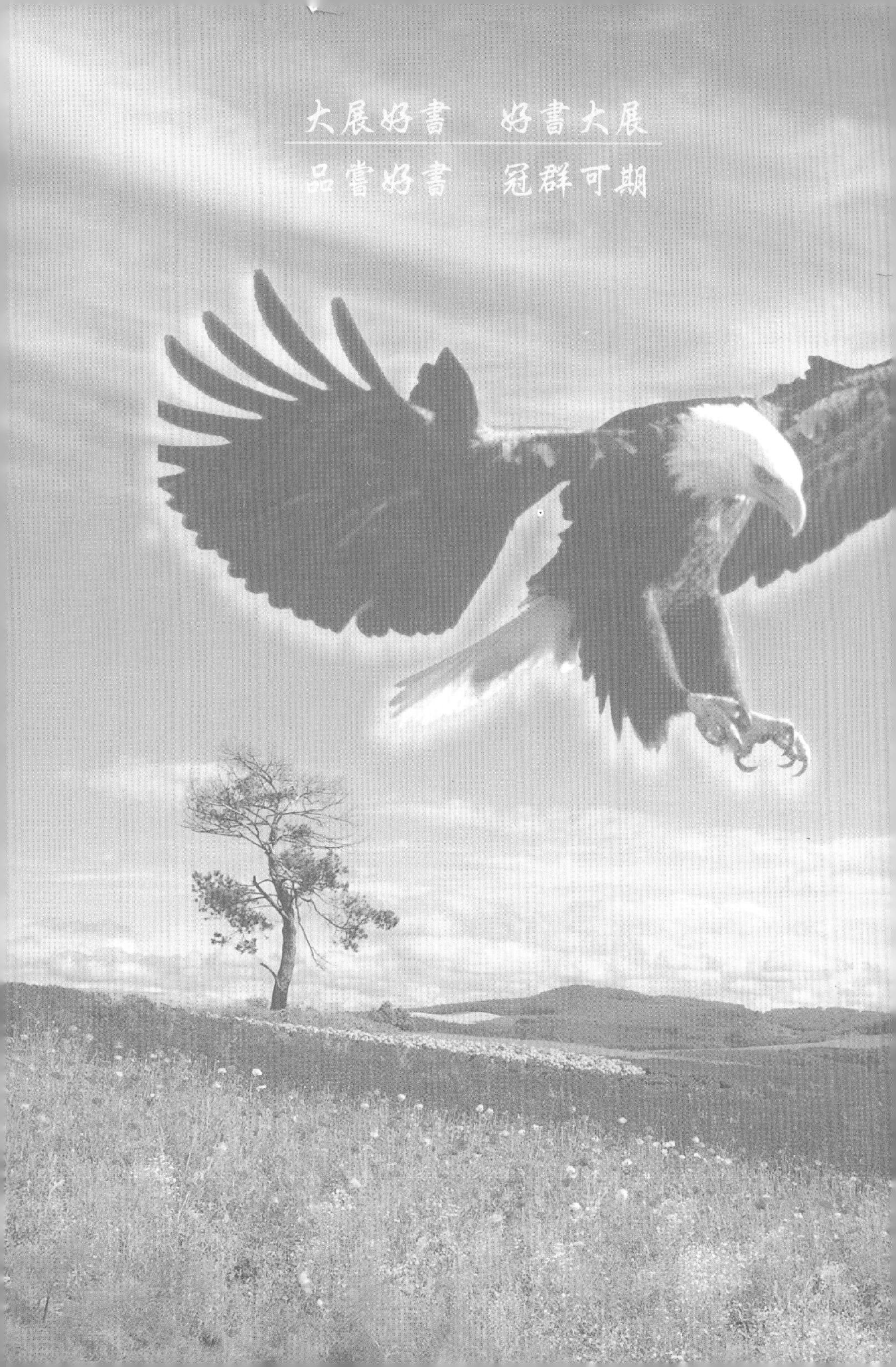

大展好書　好書大展
品嘗好書　冠群可期